明解
画像診断の手引き

小児呼吸器領域編3
―感染症症例を中心に―

●著者―――川崎 一輝　国立成育医療研究センター呼吸器科 医長
　　　　　望月 博之　東海大学医学部専門診療学系小児科学 教授

●著者 ────── 川崎 一輝　国立成育医療研究センター呼吸器科 医長

望月 博之　東海大学医学部専門診療学系小児科学 教授

●特別協力 ───── 王　　康雅　東海大学医学部付属大磯病院 客員教授（東海大学医学部付属八王子病院小児科 准教授）
●コメンテーター ── 丹羽　徹　東海大学医学部専門診療学系画像診断学准教授

柳町 徳春　東海大学医学部専門診療学系画像診断学講師

●読影・症例解説* ── 秋山 聡香　公立昭和病院小児科（国立成育医療研究センター総合診療部レジデント）

石丸 雅矩　東海大学医学部専門診療学系小児科学助教（東海大学医学部専門診療学系小児科学臨床助手）

今井 枝里　東海大学医学部専門診療学系小児科学助教（東海大学医学部専門診療学系小児科学臨床助手）

上原絵理香　国立成育医療研究センター教育研修センター（国立成育医療研究センター病院レジデント）

海賀（旧姓 山崎）千波　東海大学医学部付属八王子病院小児科助教（東海大学医学部専門診療学系小児科学臨床助手）

加藤 宏樹　国立成育医療研究センター集中治療科（国立成育医療研究センター総合診療部）

河野（旧姓 近藤）芳美　伊勢原協同病院小児科（東海大学医学部専門診療学系小児科学臨床助手）

竹内 一朗　国立成育医療研究センター消化器科（国立成育医療研究センター総合診療部）

田端 秀之*　東海大学医学部専門診療学系小児科学 講師

多門 裕貴　国立成育医療研究センター児童・思春期メンタルヘルス診療科（国立成育医療研究センター病院レジデント）

服部　淳　国立成育医療研究センター分子内分泌研究部（国立成育医療研究センター総合診療部）

平井康太*　東海大学医学部付属八王子病院小児科 講師（東海大学医学部専門診療学系小児科学 講師）

平山 まり子　とうじょう小児科（東海大学医学部付属八王子病院小児科）

吉田 仁典　国立成育医療研究センター総合診療部§

（50音順／2019年3月現在：カッコ内および§印は分冊発行時における所属）

序 文

　本シリーズ「明解画像診断の手引き・小児呼吸器領域」の推進役であり最大の功労者である川崎一輝先生が，昨年8月に永眠されました。長きにわたり，我が国の小児呼吸器学の発展にご貢献頂いた先生のご逝去に謹んで哀悼の意を表し，ご冥福をお祈りいたします。

　私にとりまして，昨年の日本小児呼吸器学会で川崎先生とお話したのが最後となりましたが，その内容が，このシリーズのこれまでとこれからだったのは必然であったかもしれません。何より思い出されるのは，14年ほど前，このシリーズを始めたときの一部始終です。読影のために準備したたくさんの胸部X線フィルムの箱を抱えて，私は前橋から読影会場の東京駅近くのビルに出向きました。そこで先生と長い時間をかけて討論を重ね，最初の小冊子を作成したわけですが，その合間に，小児臨床における画像診断の意義や本シリーズのあり方について，今思っても熱く議論を交わしたと思います。二人が一致したことは，呼吸器疾患の画像診断の基本は胸部X線写真であり，読影の修得は臨床上，大きな意義があるという点でした。最近はフィルムレスが浸透しディスプレイ上の確認だけに留まったり，すでに画像診断医のコメントがなされていたりで，若手医師の切磋琢磨する機会がなくなったため，何らかの介入が必要であるということも二人に共通した意見でした。

　このような背景から，川崎先生と私の冊子を介してのやり取りが始まったわけですが，基本的には興味深いテーマをもとに，若手医師がプレゼンテーションを行い，中堅医師を交えた多方面からの討論を重ねていくという形式をとってきました。一貫して，小児を診る臨床医の視点に立ち，実利的な面に比重を置いてきましたが，改めて本編を見返して思うことは，川崎先生と私では，各々の疾患において注目点が同じでも解明への切り口が異なっていたということです。私はテーマを決め，画像上の普遍性を軸に，病態や診断法を議論してきましたが，川崎先生は臨床医の立場から，もっとも面白いと思う観点から議論を掘り下げられたと思います。この相違点はむしろ，読者の皆様が症例を多角的に評価する上では良いことではと期待しています。

i

本編はこのシリーズの3冊目の合本になりますが，これまで合本になっていなかった小冊子の中で，感染症症例を多く取り上げた号を中心に選び，1冊にまとめました。

　この10数年を振り返りますと，まさに走馬燈の如く思い出が溢れます。

　川崎先生はいつも快活，闊達でおられ，さらに臨床に対する真摯な側面から，先生の周囲はいつも凛とした空気に包まれていると感じておりました。これは何かを学ぼう，得ようとするものにとっては小気味よいものでした。

　川崎先生というあまりに大きな支えを失い言葉が続きませんが，先生とこれまでご一緒できました幸運に感謝いたします。

　最後に本書の発刊にあたって，小冊子の作成段階から常にベストの対応をして頂きました編集部の皆様方と，多大なるご支援を賜りました Meiji Seika ファルマ株式会社に深謝申し上げます。

2019 年 3 月

東海大学医学部専門診療学系小児科学教授

望月 博之

明解 画像診断の手引き

小児呼吸器領域編 3
―感染症症例を中心に―

Contents

第1章　2歳以下の胸部 X 線写真の読み方
望月 博之・王 康雅・平山 まり子 1

第2章　マイコプラズマ肺炎と細菌性肺炎
川崎 一輝・服部 淳・吉田 仁典 17

第3章　繰り返す肺炎―気管支閉鎖
川崎 一輝・秋山 聡香・竹内 一朗 29

第4章　ヒトメタニューモウイルス感染症の画像
望月 博之・丹羽 徹・柳町 徳春・田端 秀之・山崎 千波 41

第5章　側面写真を見直そう！
川崎 一輝・加藤 宏樹・竹内 一朗 57

第6章　変化する球状・塊状の異常陰影
望月 博之・丹羽 徹・柳町 徳春・平井 康太・今井 枝里 69

第7章　難治性呼吸器疾患における胸部 X 線写真の読み方
望月 博之・丹羽 徹・平井 康太・田端 秀之・石丸 雅矩・近藤 芳美 85

第8章　ちょっと気になる所見
川崎 一輝・上原 絵理香・多門 裕貴 101

画像索引 iv

索　　引 113

（御名前は分冊発行時）

iii

画像索引 (五十音順に配列)

	X線像	CT
気管支炎	2	
気管支拡張症	92〜95	92, 93, 95
気管支動静脈奇形	97	97
気管支閉鎖（先天性）	30, 31, 33〜39	32〜36, 38, 39
気管支閉塞（粘液栓）	64	65
奇静脈（奇静脈葉）	104, 108, 109	105
胸腺	11, 50, 52	
劇症型溶連菌感染症（膿胸）	87〜89	87, 88
血管輪	2	
肩甲骨	106	
交通事故による出血	100	100
細気管支炎	3, 52〜54	
腺癌	83	83
前縦隔腫瘤	79	79, 80
喘息様気管支炎	7	
中葉症候群	66	66
中葉舌区症候群	92	92
尖った横隔膜陰影	106, 109	
肺アスペルギルス症（侵襲性）	76	77
肺炎		
インフルエンザ菌による肺炎	7, 9, 19	8
誤嚥性肺炎	16	
サイトメガロウイルス肺炎	5, 6	5, 6
肺炎球菌性肺炎	25, 26	
ヒトメタニューモウイルス感染症（気管支肺炎）	43, 45〜51	
百日咳肺炎	11	
マイコプラズマ肺炎	12, 13, 21, 22, 24, 27, 55, 59, 63, 93〜95	93, 95
RSウイルス感染症（細気管支炎, 肺炎）	3, 4, 10, 52〜54	78
その他の肺炎	7, 23, 26, 61, 70, 87, 88	71, 72, 87, 88
肺過誤腫	83	
肺血栓性肺塞栓症	73, 75	74, 75
肺動静脈形態異常	83	
肺分画症	14, 15, 60, 61	15, 61
肺ヘモジデローシス（二次性・特発性）	98, 99	98, 99
馬蹄肺	15	15
皮膚（の皺）	102, 107, 110	
びまん性汎細気管支炎	90	90, 91
閉塞性細気管支炎	96	96
無気肺（atelectasis）	3, 7, 12, 21, 22, 64, 66, 93, 109	8, 65, 66, 93
ランゲルハンス細胞組織球症	81, 82	81, 82
漏斗胸	67, 90	67, 90, 91
肋骨の奇形	111	
pneumatocele	84	
vertical line	103, 108	

（数字は掲載ページ）

第1章
2歳以下の胸部X線写真の読み方

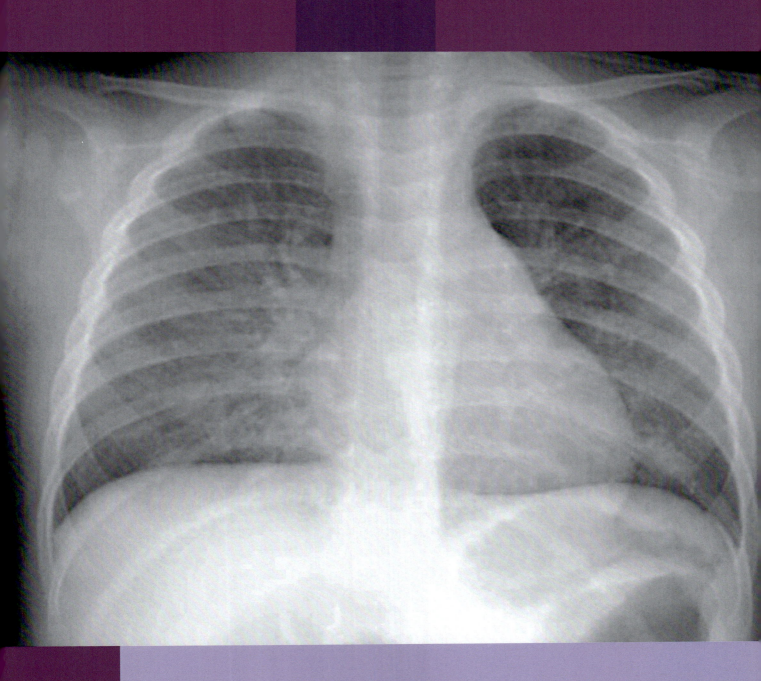

望月 博之・王　康雅
＋
平山 まり子

第1章

2歳以下の胸部X線写真の読み方

　小児の呼吸器疾患を頻度から考えた場合,疾患としては感染症が極めて高く,年齢を考えれば2歳以下が圧倒的に多いと思われる。しかしながら,乳幼児の呼吸器は年長児や成人とは様々な点で異なるため,胸部X線写真の読影は敬遠される印象にある。これには,乳幼児の持つ気管・気管支の狭小性や柔軟性,過分泌傾向,気道の側副路の未熟性などの解剖学的,呼吸生理学的な特性から予測困難な画像ができあがる可能性が大であること,先天性の形態異常や胸腺肥大など,正常,異常を含めて乳幼児特有の所見も考慮しなくてはならないことなどによると思われる。さらに,患児が撮影に協力してくれないことも大きな問題である。今回は,このような2歳以下の小児の呼吸器疾患に限定し,胸部X線写真の読影を進めていくが,曖昧な結論が多くなるのはいたしかたがないものの,一方で小児の臨床上,避けて通れないのも事実である。

望月(司会)　今回は東海大学医学部付属八王子病院小児科の王康雅先生と一緒に,低年齢児,特に2歳以下の子供さんの呼吸器疾患の画像についてディスカッションしたいと思います。2歳以下というのは,年長小児や成人とは異なるX線像が見られるので,読みにくいということで敬遠されがちです。なぜ読みづらいかを,これから実際の症例をもとに検討していきたいと思います。読影には,東海大学医学部付属八王子病院小児科の平山まり子先生にご協力いただきます。

■ 2歳以下の胸部画像を読みこなすための前提

望月　症例に入る前に平山先生に2枚の胸部単純写真を読んでいただきたいと思います。このシリーズですでに何度か強調してきたように,正しい読影のためには,それがどのような撮影条件で撮られた写真であるかを確認することが大前提です[1]。図1は血管輪のため喘鳴があった症例,図2は気管支炎の症例で,どちらも2歳以下のお子さんです。

平山　図1はPA(後前)方向で撮影された写真です。右横隔膜の位置は後ろの第9肋間にきていますから,吸気時撮影と思われますが,肋間が広く見えますので,少し過膨張があるかもしれません。鎖骨の位置はほぼ正中です。

望月　きちんと正面から吸気時に撮影されていることが望ましいので,先生はそこをチェックしてくださいました。これは若干ローテーションがありますが,良く撮れた写真の部類に入ると思います。

平山　図2もPA撮影です。反り返ったようでビヤ樽状になっています。右横隔膜の位置は第7肋間まで上がっていますので呼気時と思われます。左の鎖骨は正中を越えてしまっており,かなり左前斜位です。全体的に透過性が低下しています。

望月　こちらは良い写真ではありませんね。問題は,

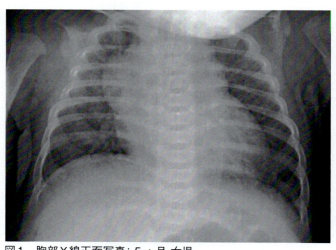

図1　胸部X線正面写真:5ヵ月 女児

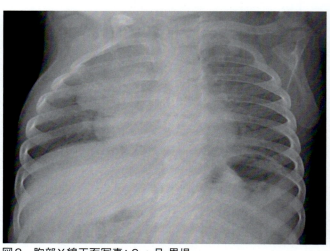

図2　胸部X線正面写真:9ヵ月 男児

2歳以下の胸部X線写真の読み方

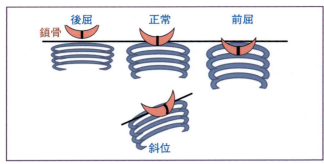

図3　患児の位置と胸部X線写真

撮り直すかどうかです。2歳以下の子供さんで，正しい体位（図3）で撮影できることはなかなかありませんから，これ以上の被曝を避けて，このまま評価しなければならないかもしれません。泣いて反り返ってしまったときにこういうビヤ樽状の肋骨影になってしまいます。斜位があると肺門陰影が増強され，見えるものが見えなくなったりすることがあります。小児ではこうした撮影条件を差し引いて読影することを求められることが多いのです。

それでは，実際の症例に進みたいと思います。

症例1　肺胞性陰影か間質性陰影か
● 1歳9ヵ月：男児

望月　王先生から症例の紹介をお願いします。

王　2週間程前から喘鳴があり，自宅の吸入器でステロイド吸入を1日2回行っていましたが，入院6日前から発熱を認め，喘鳴が増強したために近医を受診されました。このときのSpO₂はルームエアで94％でした。吸入前後で特に変わりがなかったということで当院紹介となりました。

望月　平山先生，入院時の胸部X線写真（扉&図4）を読影してください。

平山　胸部X線写真では，右横隔膜は後ろの第10～11肋間，鎖骨は正中にあり棘突起が見えていますので，吸気時にほぼ正面から撮影されたことがわかります。

望月　良い条件で撮影された写真ですね。異常所見はどこにありますか。

平山　右第2弓がシルエットアウトしています（①↙）。また，両側の肺門部から末梢にかけて細顆粒状の陰影が目立っています。

望月　右第2弓は消えていますが，左第4弓は見えますね。左第1弓，つまり大動脈弓がはっきり見えませんが（②↙），2歳以下の写真では驚くことではありません。この年齢では意外と写らないのですが，成長するにつれてだんだん見えるようになります。他に所見はありますか。

平山　横隔膜は平低化しているでしょうか？

望月　右には肝臓があるので成人では右が2cmほど高いと言われますが，この写真では左右差がなく平低化しています。喘鳴があることから気道狭窄があり，おそらくエアトラッピングの状態になっていると思われます。この陰影の位置はどこですか。

平山　右中葉S^5付近を疑います。

望月　王先生はどのように読まれますか。

王　指摘の通り中葉に無気肺があると思いますが，陰影は下葉の方にも拡がっているように見えます。

望月　側面写真（図5）を供覧します。先生が指摘したように10番ですね。横隔膜が平低していて，喘鳴は高調性でした。

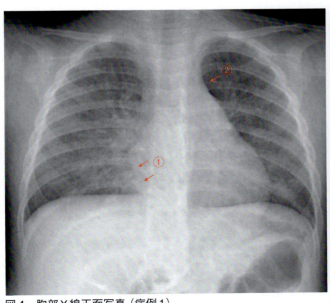

図4　胸部X線正面写真（症例1）

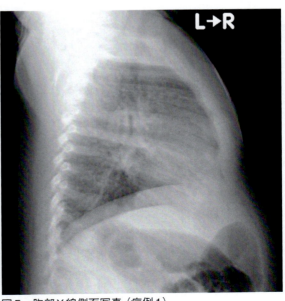

図5　胸部X線側面写真（症例1）

第1章

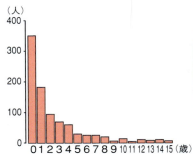
年齢別の入院患者数（総数918名）

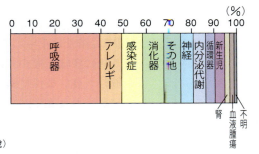
疾患別の入院患者数（延べ2,130名）

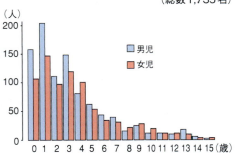
性別の小児の気管支炎,肺炎患者数（総数1,735名）

図6　東海大学医学部付属八王子病院：平成22年度サーベイランス結果より

■ 間質性陰影が強いときはウイルス感染症を疑う

望月　側面写真からも言えますが，陰影は肺胞性陰影というより間質性陰影です。教科書的に言えば，このような場合にはウイルス感染症が疑われます。実際，本例は迅速診断でRSウイルスが陽性となり，RSウイルスによる細気管支炎と診断されました。細菌は検出されませんでした。細気管支炎はそれほど重くないとはいえ入院する必要があったようですね。

王　呼吸困難がありましたが，それほど極端ではありませんでした。呼吸困難が強ければ消化管のガスが増えますが，この写真ではあまり増えていませんね。

望月　苦しいとaerophagia（呑気）を起こしますね。

■ 免疫能の低い乳幼児は気道感染を起こしやすい

望月　小さいお子さんはウイルスによる下気道感染症を起こしやすいですね。東海大学医学部付属八王子病院小児科では昨年から疫学調査が行われていますが，2歳以下の呼吸器感染症の頻度はどれくらいでしょうか。

王　年齢別の入院患者数を見ますと，2歳以下が約7割と非常に多く，疾患別では4割程度を呼吸器疾患が占めており，小児の気管支炎・肺炎患者数を年齢別に見ると2歳以下が約45％と非常に多く，性別では男女比がおよそ3：2になります（図6）。

望月　2歳以下の小児では呼吸器感染症が多いことがサーベイランスの結果からもうかがわれますね。

症例2　**RSウイルスによる細気管支炎＋肺炎**
●1歳8ヵ月：男児

王　発熱，鼻汁，咳嗽が主訴の男児です。もともと感冒罹患時に喘鳴を認めることが多かったとのことです。アレルギー歴として，卵黄がクラス4，卵白がクラス3，ダニがクラス4，ハウスダストがクラス3だったことが血液検査でわかっています。発熱，鼻汁，咳嗽が出現して6日目に当院を受診され，迅速検査でRSウイルス陽性でした。咳嗽が重積して経口摂取不良の状態だったので精査になりました。血液検査では，白血球数14,900/μL，CRP 5.8mg/dLでした。

平山　胸部X線正面写真（図7）は立位ですが，抱っこされて撮られたようです。斜位ではないようです。右横隔膜は後ろの第9～10肋間になりますので吸気時

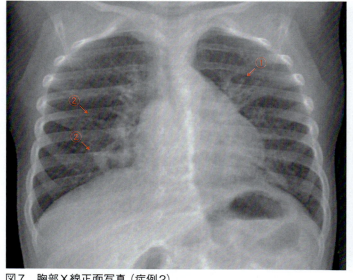
図7　胸部X線正面写真（症例2）

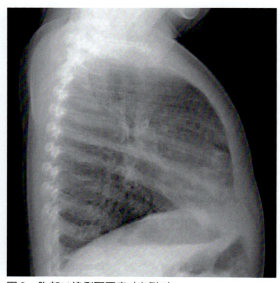
図8　胸部X線側面写真（症例2）

と思いますが，肋間が広く見えますので過膨張があるかもしれません。バンザイして少し反り返ったようでビヤ樽状になっています。両側の肺門から肺野にかけて細粒状陰影が目立ちます。また，右中肺野に強い浸潤影を認めます。左の心陰影の裏にair bronchogramとも見えるような陰影や斑状の陰影もあります。両肺の末梢は透過性が亢進し，特に右側が亢進しています。

王　撮影条件や姿勢を差し引いても，両側下葉中心に過膨張が強いというイメージです。肋間も少し開大しています。

望月　横隔膜はハの字型になっていて，肝臓を無理やり下げた感じがありますし，胸膜のラインがはっきり見えますので，ぎりぎりまで肺が過膨張しているようです。では，側面写真（図8）はどうですか。

平山　下肺野の透過性が亢進しています。

望月　横隔膜はラクダの瘤のような形になっているのが普通なのに，この写真では下に潰れていますので，上から強い力で押されていると思われます。

■ 間質性陰影＋肺胞性陰影

望月　本例は抗原検査でRSウイルスが見つかり，しかも間質性陰影（①↙）だけではなく肺胞性陰影（②↘）もあり肺炎も加わっているだろうと考えました。

王　CRPも高値でしたので，アンピシリンを使い，約1週間で軽快退院されました。感冒罹患時に喘鳴が出やすいと言われると，aspirationを否定できるかなというイメージを持ちますが，むせやすいとか嘔吐しやすいということは特になかったですね。

望月　重要なご指摘です。RSウイルス感染症自体はよほどのことがなければ良くなりますが，2歳以下の場合，胸部X線写真1枚で全てがわかるということはなかなかありません。苦しい呼吸になると付随したものが出てきます。特に低年齢の子供さんはGERD（胃食道逆流症）を起こしやすいですね。喘息の発症とRSウイルスの関連についての問題もあります。その後のフォローも大事になってきます。

症例3	サイトメガロウイルス肺炎の特徴
	●4ヵ月：男児

王　1ヵ月前から湿性咳嗽と鼻汁があり，その後38℃の発熱も続くようになって近医を受診し，気管支炎の診断で投薬されたとのことです。しかし湿性の咳嗽は止まらず，全身状態も悪くなってきたということで当科を受診されました。そのとき胸部聴診でcoarse cracklesが聴取されましたが，喘鳴はありませんでした。すぐ入院していただき，血液検査等から血球貪食症候群の

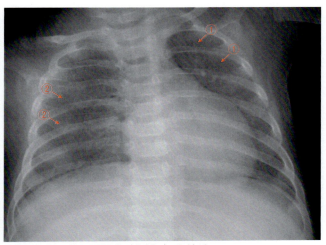

図9　胸部X線正面写真（症例3）入院時

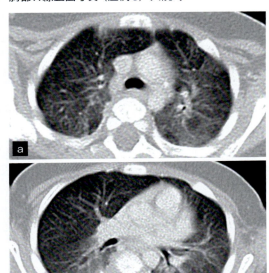

図10ab　胸部CT（症例3）入院時

診断が付いています。入院時のX線写真が図9です。

平山　横隔膜は後ろの第8〜9肋間ですが，左肩が上がっていて，完全な吸気ではなさそうです。やや右前斜位ですが，心陰影は少し左側にシフトしているように見えます。肺野は全体的に透過性が低下しています。びまん性に細粒状陰影があるでしょうか。

望月　下の方に少し明るい部分があるくらいで，びまん性に細顆粒状の陰影や線状陰影（①↙），それが少しまとまったすりガラス状の陰影（②↘）といったものが全体を覆っていますね。少し右前斜位になって右肺門部が強調されています。すぐにCTを撮りました（図10）。

平山　CTでは背側の末梢にair bronchogramを伴うすりガラス陰影を認めます。陰影と正常な肺が混在化して少しモザイク状になっています。

望月　そうですね。これは間質性陰影が強く，肺が強くやられている状態です。特に左右の背面のS^{10}が

第1章

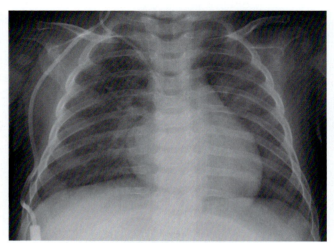
図11　胸部X線正面写真（症例3）治療開始から2週間後

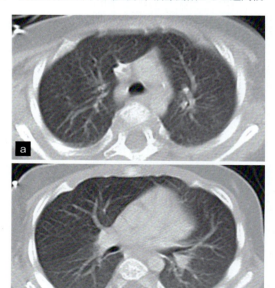
図12ab　胸部CT（症例3）治療開始から2週間後

悪いようです。本例はウイルス検査でサイトメガロウイルス陽性でした。

王　ガンシクロビルを使って治療し，抗原もかなり減って，少し穏やかになってきたときの胸部X線写真が図11です。

平山　入院時の胸部単純写真と比べて左下肺野は余り変わってないように見えます。

王　ここはもともと炎症がなくて正常肺を見ていたことになるか，あるいは少しエアトラッピングのような状態があったと考えますかね。

望月　経過から左下肺野は正常に近い状態だったと思います。びまん性と言っても偏位はあるようです。CT（図12）ではどうですか。

平山　入院時と比べて陰影はかなり減っています。特に背側のすりガラス陰影はほとんど消えています。

望月　急性期は過ぎたようですね。本例は基礎疾患

がある子供さんですが，基礎疾患がなくても年少児ではウイルスによる肺炎がよく見られます。他のウイルスも含めて免疫能の低い乳幼児はウイルスに弱いことを覚えておいてください。

症例4　大葉性肺炎か小葉性肺炎か
●2歳6ヵ月：男児

王　症例3と同じように感冒罹患時によく喘鳴を認め，喘息様気管支炎の診断で治療していた男児です。発熱，咳嗽を認め，近医で吸入を行いましたが，多呼吸が続き，喘鳴の改善もなく，発症3日目に紹介になりました。血液検査では，白血球数9,600/μL，CRP 3.9mg/dLでした。

平山　胸部単純写真（図13）はPAで，ほぼ正中で撮影されています。右横隔膜は後ろの10〜11肋間です。やや平低化していますので，過膨張気味のように思われます。両側の肺門部に浸潤影を認め，右中下肺野にはair bronchogramを伴う浸潤影が目立ちます。左2弓，左3弓はシルエットアウトしています。

望月　左右ともに肺門から末梢にかけて肺炎像があることが特徴ですね。側面写真（図14）はどうですか。

平山　側面でも横隔膜はやや平低化して見えます。肺門部に浸潤影が強く，そこから下肺野にかけて拡がっているという印象です。背側下肺野にはair bronchogramが見えています。

望月　そうですね。X線写真の肺炎象の分類として，大きい単位の大葉性肺炎（肺胞性肺炎）と，気管支から少しずつ拡がる小さい単位の小葉性肺炎（気管支肺炎）があります。これはどちらに入りますか。

平山　肺門部に強く，小葉性と思います。

王　最近では大葉性肺炎を見なくなりましたね。めぐり会わなかっただけかもしれませんが。

望月　抗菌薬の進歩のおかげでしょうか。本例のような小葉性肺炎はインフルエンザ菌などに多いと言われます。

喘息様気管支炎＋肺炎

望月　本例は喘息様気管支炎＋肺炎の診断が付きました。本例のように喘息様気管支炎を疑う症例はいつも名称が問題になります。喘息様気管支炎という言葉に抵抗のある先生とない先生がおられますが，先生はいかがですか。

王　本来の病名ではありません。しかしながら，わかりやすいので，臨床上ではよく使います。

望月　臨床的には言いえていると思いますね。この写真（図13）では気管支がうまく切れていて（↘），気

2歳以下の胸部X線写真の読み方

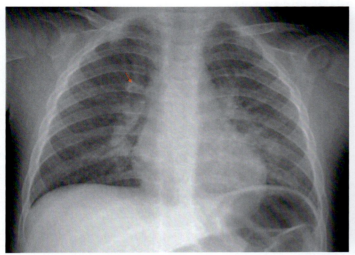

図13　胸部X線正面写真（症例4）

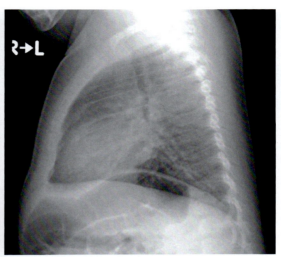

図14　胸部X線側面写真（症例4）

管支壁の厚みがわかります。通常，気管，気管支の壁厚は内径の直径の8分の1以下と言われていますが，これは充分に8分の1以上ありますから，気管支炎があることは間違いないですね。しかも肺炎もあります。治療はどうされましたか。

　王　ABPC/SBT 150mg/kg/dayで開始して，一時的に酸素投与も要しましたが，3日目に解熱し，5日目には喘鳴が消失し，炎症反応も改善して，1週間で退院されました。

| 症例5 | 無気肺を伴う小葉性肺炎
● 10ヵ月：女児 |

　王　発熱と咳嗽を発症して6日目に当院へ来院された女児です。聴診所見で両側に湿性ラ音を認め，血液検査では，白血球数は12,900/μLで，好中球39％，リンパ球47％，異型リンパ球 3％，CRPは2.9mg/dLでした。初診時の胸部X線写真を示します（図15）。

　平山　ほぼ正中で撮影されています。右横隔膜は後ろの第10〜11肋間ですから一応は吸気と思います。左中下肺野の透過性は著明に低下していて，第4弓がシルエットアウトしています。右の肺門部にはair bronchogramを伴う浸潤影が認められます。また，左のCPアングルは鈍になっています。心臓の裏の透過性の低下も目立つと思います。

　望月　確かに心臓の裏に陰影がありますね。では側面写真（図16）はどうですか。

　平山　中葉に無気肺像が見えます。minor fissureの位置が低くなっていて（↘）肺容積の減少を示しています。心臓の裏（後心腔）に無気肺を認めます。

　望月　楔形の無気肺がありますね。先生は無気肺とconsolidationをどのように区別していますか。

　平山　consolidationは肺胞内が分泌物で満たされた状態で，通常はこのようにくっきりとしたラインは見えないと思います。無気肺は肺の含気を伴う容積減少ですから，この陰影は無気肺です。

　望月　無気肺の容積減少に対し，consolidationは

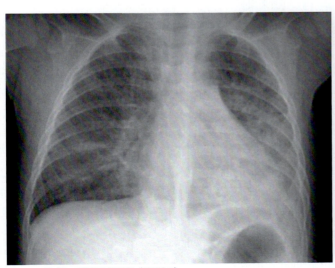

図15　胸部X線正面写真（症例5）

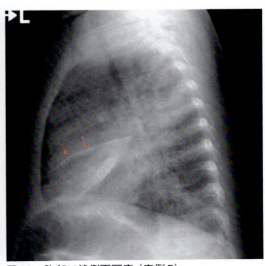

図16　胸部X線側面写真（症例5）

第1章

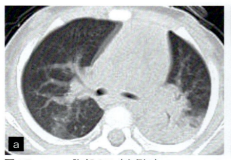
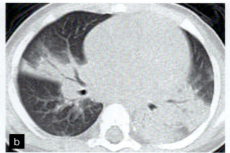
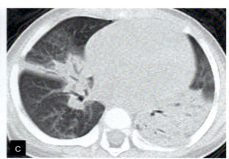

図17a～c　胸部CT（症例5）

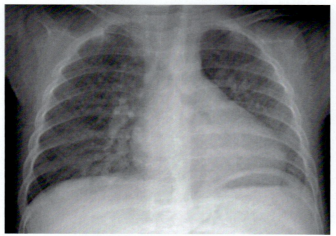

図18　胸部X線正面写真（症例5）治療後　　　　　図19　胸部X線側面写真（症例5）治療後

容積不変か増加ですね。無気肺の原因として何が考えられますか。

王　今日のテーマの2歳以下という年齢層では，気道が非常に細く，機能も未熟で，喀痰の喀出が困難になって気道内腔に分泌物が貯留しやすいので，換気不全に陥って無気肺になることが多いと思います。

望月　まさに年少児の欠点が現れた症例と思います。CT（図17）はどうなっていますか。

平山　右中葉にair bronchogramを伴う浸潤影を認めます。また，左の中～下肺野を中心にair bronchogramを伴う浸潤影と無気肺が混在しています。胸水かどうかはっきりしません。正面でCPアングルが鈍に見えたのは無気肺を見ていたためと思われます。

望月　右肺の気管支に沿った部位に浸潤があるのが興味深いですね。本例はインフルエンザ菌が検出されており，まさに小葉性肺炎の特徴を物語るCTです。先生は心臓の裏の陰影をよく見つけてくれました。単純写真ではよく見えませんでしたが，実はこんな大きい堅固なものなので驚いてしまいます。小児の読影では心臓の裏も忘れずに見ていただきたいと思います。治療はどうされましたか。

王　ABPC/SBTで加療開始し，12日後のフォローで撮ったX線写真で所見が改善していたので，13日目で退院されました。図18，図19が改善時の写真です。

平山　左のシルエットアウトした部分は見えるようになり，右のair bronchogramも消失してきています。

王　治療では痰のドレナージも大事ですね。病変がどの位置にあるかによってドレナージの方法は全然違ってきますから，画像をしっかり読んで，それに見合ったドレナージをしなければなりません。単に一生懸命叩くだけでは困ります。場所を見極めて集中的ドレナージをするためには，正面像だけではなくて，側面像を撮る意味は非常に大きいと思います。

症例6　胸水を伴う細菌性肺炎
●10ヵ月：男児

王　発熱と解熱を繰り返して，8日目で当院受診された男児です。聴診上は明らかな異常はありませんでしたが，血液検査では白血球数は15,800/μLと高値で，CRPも3.4mg/dLと上昇していました。

平山　胸部単純写真（図20）は，PA撮影で，右肩が少し上がり，やや左前斜位です。横隔膜は後ろの第9～10肋間ですが，最大吸気ではなさそうに見えます。左のCPアングルは鈍です（①↗）。また，両側下肺野に浸潤影を認め，右の心陰影は軽度シルエットしているように見えます。

望月　そうですね。加えるとすれば，左の方は少々胸膜が厚いようです（②↙）。側面写真（図21）はどう

2歳以下の胸部X線写真の読み方

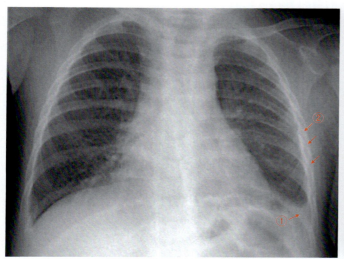

図20　胸部X線正面写真（症例6）受診時

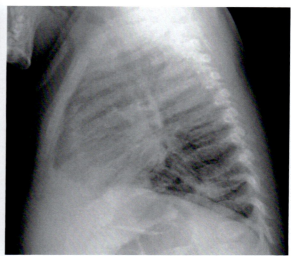

図21　胸部X線側面写真（症例6）受診時

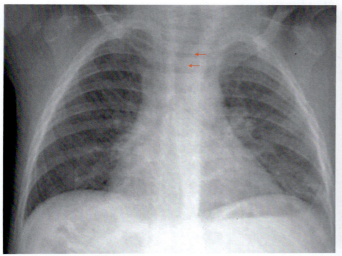

図22　胸部X線正面写真（症例6）治療後

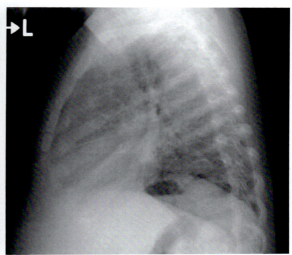

図23　胸部X線側面写真（症例6）治療後

ですか。

平山　側面写真では胸水が疑われます。心臓の裏，下葉にair bronchogramを伴う肺炎像を認めます。

望月　胸水は非常に重要な肺炎の所見の1つです。胸水が少ない場合は側臥位で撮影するデクビタス（decubitus）撮影をすることがありますが，本例はどうですかね。

王　本来であればデクビタス撮影することで，どの程度の胸水貯留があるかわかるでしょうが，この症例ではあえて被曝させる必要はないと思います。おそらく穿刺する量でもないと思います。

■ **胸水を残さない迅速な治療が必要**

望月　本例はインフルエンザ菌が出ております。本例の治療はどうされましたか。

王　ABPCで加療したところ臨床症状は漸次軽快し，5日目に退院されました。図22，図23が5日目の写真です。

平山　左のCPアングルはシャープになってきています。右はまだ少し肺炎像が残っています。

望月　少し前のめりですが，横隔膜は平坦ということはないですね。本例は速やかな治療で改善しましたが，おそらく胸水を放置しておくとだんだんフィブリンなどで固形化してしまいます。大量の胸水が固まってしまい肺が開かなくなって外科的治療を行った症例が1例ありました。時期が過ぎてしまって肺が小さくなったままで，症状の改善はなかったですね。

王　ひどくなりますね。

望月　今は肺への移行性が高い抗菌薬がありますから適切な治療で十分改善します。

■ **低年齢児の気管は右に曲がりやすい**

望月　図22に戻りますが，矢印で示した部位は気管支が非常に曲がっています。こういう症例では，縦隔に腫瘍があるから曲がっているのではないかという質問が多く出ますが，先生はどう考えますか。

第1章

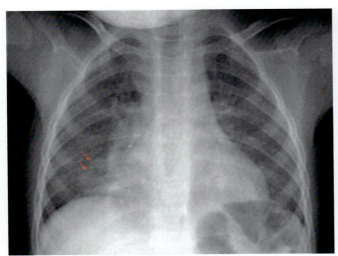

図24　胸部X線正面写真（症例7）

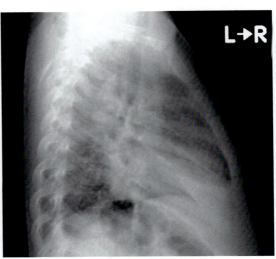

図25　胸部X線側面写真（症例7）

王　このような例はよくあります。もう少し高い位置で曲がっている例もありますね。

望月　気管が柔らかい低年齢の小児では呼吸によって曲がりますが、このように右寄りに曲がるのが特徴です。曲がったときに真直ぐ下に向かっていれば問題ないですが、左の方に曲がっていたり押されたように丸くなっていたりすれば異常ありと考えます。

| 症例7 | ウイルスと細菌の混合感染 ●1歳11ヵ月：男児 |

王　発熱、鼻汁で発症した男児です。4日目にRSウイルス迅速検査が陽性になり、両肺野にcracklesを聴取したためX線撮影したところ肺炎像が認められて紹介となり入院されました。血液検査では白血球は13,400/μL、CRPは8.7mg/dLと上昇していました。

望月　白血球数が増えてCRPが高いところが普通の細気管支炎と異なりますね。入院時のX線正面写真（図24）にその理由があるでしょうか。

平山　PA撮影で、少し右前を向いています。横隔膜は後ろの第8〜9肋間になりますので、年齢に比して少し呼気と見受けられます。肋骨は垂れ下がっているような感じがします。右中葉の浸潤影があり、右第2弓のシルエットアウトが目立ちます。肺門部中心に肺炎像を認めますが、左はそれほど目立たないように感じます。心臓の裏にも陰影が見られます。

王　左の心陰影もはっきりしませんね。ぎりぎりという感じがしますが…。

望月　左には線状影が多く、なおかつ少し斑状に見えるもの（↘）も混在していますね。側面写真（図25）はどうですか。

平山　中葉の無気肺を認めます。心臓の裏は透過性が低下しています。

望月　肺門周辺にびまん性に陰影があり、無気肺もあります。側面写真をL→Rで撮影することは八王子病院では多いようですね。

王　原則として、聴診上で異常がある側にフィルムを置いて撮影します。ただし、左右差がない場合や両方ともクリアな場合には、感染部位としては右が多い印象があるのでL→Rで撮ることが多いですね。

■ 斑状影，線状影が混在している場合の考え方

望月　本例はRSウイルスとインフルエンザ菌の混合感染例です。抗原検査ができるようになって混合感染がわかりますので、すべてを一元論的に収めず、陰影をよく読んで治療を進めていくべきです。斑状影や線状影が混在しているときには特に気をつけていただきたいと思って用意した症例です。

王　RSウイルス迅速検査は簡単ですから、陽性に出ると、そこで気持ちの中でピリオドが打たれてしまいがちですね。しかし、聴診所見、呼吸数、努力呼吸、saturationなどを考え合わせて、次のステップに進むことを常に考えるべきですね。混合感染の場合、どんどん症状が進行する場合がありますから。

望月　RSウイルスは簡単に分かるようになって罹患率が上昇した印象があります。RSウイルスのピークは11月から2月ですが、今年は神奈川県ではRSウイルス感染症は9月に入ってから多いような気がします。地球温暖化の影響も指摘されていることもあり、RSウイルス感染症は奥深い疾患です。気をつけて診察にあたりましょう。

| 症例8 | 陰影は淡いが特徴的な咳を伴う：百日咳-1 ●2ヵ月：男児 |

望月　X線写真で議論されることが少なかった疾患

2歳以下の胸部X線写真の読み方

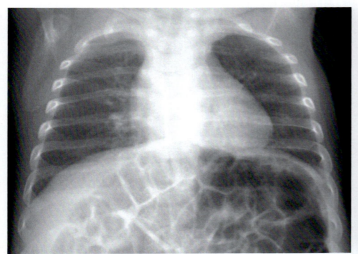

図26　胸部X線正面写真（症例8）

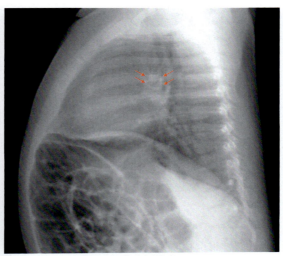

図27　胸部X線側面写真（症例8）

の胸部写真を2例検討したいと思います。

王　咳嗽と睡眠障害が主訴の男児です。2週間程前から咳嗽があり，約1週続いたので近医を受診し，一般的な鎮咳去痰剤等が処方されましたが改善が見られず，発症から2週間経った時点で別の病院に入院し，さらに当院紹介となりました。そのときのSpO$_2$はルームエアで98〜99％でした。

平山　当院受診時の胸部X線写真（図26）は，右横隔膜は後ろの肋骨で7〜8肋間ですので呼気時の撮影と思われます。肋間が広く解離しています。手が挙がっていますが，あまり斜位にはなっていないようです。消化管のガスがかなり多く，苦しそうです。肺門部に浸潤影があります。側面写真（図27）でも腸管ガスが目立ちます。それによって肺が押されてしまっています。

望月　小腸ガスが前面に出ていますね。この2週間いかに苦しい呼吸をしていたかがわかります。本例は3種混合ワクチンの接種歴がありますが，特徴的な痙性咳嗽があり，百日咳が疑われました。一般に百日咳では胸部X線写真上に異常所見が少ないとされていますが，この写真では気管支壁が厚いように見えます（↘↙）。百日咳では肺炎もありますが，百日咳気管支炎というのもあるのではないかと考えています。痰が多いことはありませんでしたが，非常に苦しい咳をしておられました。百日咳凝集抗体価は山口株と東浜株が4倍になりました。

■ 百日咳肺炎の治療

望月　治療はどうされましたか。

王　治療にはPIPC（ピペラシリン）を使い，開始後3日目から咳嗽は軽減傾向を示し，哺乳ができるようになり，入眠困難も改善しております。1週間PIPCを継続し，全身状態が安定したので退院になりました。

望月　百日咳の抗菌薬治療の第一選択薬は，「小

児呼吸器感染症診療ガイドライン2011」（協和企画PP79-84, 2011）ではマクロライド系の抗菌薬ですが，経口投与が困難なときはMIC値が低いPIPCが有効ですね。

参考症例　百日咳-2

王　鼻汁を認めるようになってから3日後に突然，湿性咳嗽が出現し，その後に顔色不良が認められたために前医を受診された2ヵ月の男児です。発熱はなく，呼吸数は毎分38回で，SpO$_2$はルームエアで97％でした。血液検査では白血球数は6,200/μL，CRPは0.15mg/dLで，呼吸性アシドーシスもありませんでしたが，重積する咳嗽があるために精査加療目的で入院となりました。入院時のマイコプラズマPAは640倍，山口株・東浜株は10未満でした。

平山　入院時の胸部X線写真（図28）は立位，PAで，左腕が挙がってしまい左前になっています。右横隔膜は後ろの7〜8肋間で，吸気とは言えません。苦しいようで，腸管ガスが非常に多いです。右には胸腺を示すヨット型のsail signが見られます。

望月　年少のお子さんではしばしばsail signが見られますが，無気肺や気胸になって肺が潰れたのではとしばしば間違えられます。

王　潰れた肺ではなく，胸腺であることを示す方法としては，あえて少し斜位をかけて撮影することも一つの方法ですね。

平山　右肺野は左と比べて透過性が若干低下して見えます。斜位の影響もあるかもしれません。Sail signの下にもやもやした塊があります。

望月　よく見ると気管支の断面がありますね（①↙）。左側にも気管支の断面があります（②↙）。

平山　気管支は内径の8分の1以上はありそうです。

第1章

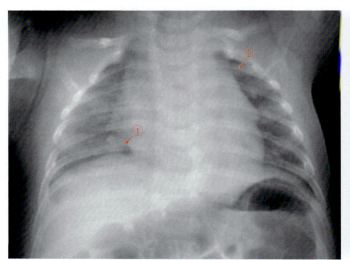

図28 胸部X線正面写真（症例8の参考症例）

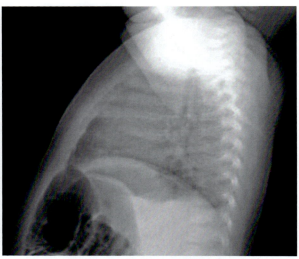

図29 胸部X線側面写真（症例8の参考症例）

望月 百日咳ではこのように気管支の肥厚が見られるようです。本例も大きな陰影こそありませんが，肺炎が見られます。側面写真（図29）はどうですか。

平山 腸管ガスが多く，苦しそうに見えます。

望月 百日咳は特に夜間に苦しいようですね。治療はどうされましたか。

王 本例もPIPCを投与したところ著明に症状が改善したので，CAM（クラリスロマイシン）の内服に切り替えて退院になりました。

■ 百日咳診断のポイント

望月 百日咳は成人にも小児も非常に多い疾患です。百日咳ワクチンの効果は接種から10年過ぎるとなくなると言われていますし，無呼吸発作を起こす生後6ヵ月以下の子には特に気をつけて欲しいと思います。王先生は百日咳の診断に際して特に注意しておられることはありますか。

王 基本的にELISA法によって抗PT抗体，抗FHA抗体測定をし，DPTワクチン未接種者では抗PT抗体が10以上であれば陽性と判断しています。培地を作って培養するということはしていません。東浜株，山口株のペア血清測定は多少時間がかかるとともに，その判定が難しいこともあります。

望月 典型的な咳が確認できればいいですが，迅速に調べたいときもありますね。

症例9　マイコプラズマ肺炎-1
● 1歳0ヵ月：女児

王 咳嗽を認めたために近医でCAMを処方されましたが改善がなく，発熱・解熱を繰り返し，約1週間経過した時点で前医を受診した女児です。そのときマイコプラズマの迅速検査でIgM抗体陽性となり，マイコプラズマ肺炎と診断され，当院紹介となりました。2週間前にこの子のお姉さんがマイコプラズマ肺

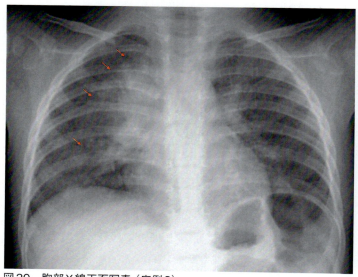

図30 胸部X線正面写真（症例9）

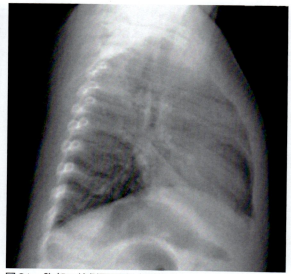

図31 胸部X線側面写真（症例9）

炎の診断を受けています。当院来院時の血液検査では，白血球数は16,500/μL，seg 50%，stab 9%，lymph 35%，CRPは0.886mg/dLでした。

平山 胸部X線写真（図30）では右横隔膜は後ろの第9～10肋間にあり若干高いですから呼気ぎみではありますが，まずまずの条件と思います。右肺門部を中心として，上肺野から下肺野にかけて浸潤影が目立っています。右の心陰影はシルエットアウトしています。左はシルエットアウトしていませんが，肺門部に強い浸潤影を認めます。

望月 もう少し吸気できれば良かったのですが，正面を向いていますから，肺門部から末梢にかけての陰影の拡がりがわかります。右肺野の陰影をもっと細かく表現するとどうなりますか。

平山 線状影，斑状影が混在しているようです（↘）。

望月 そうですね。では，側面写真（図31）はどうですか。

平山 背側の下肺野はやや透過性が亢進しているように見えますが，肺炎像はあまりないようです。心臓に被ってminor fissureが見えています。少し無気肺があると思われます。

■ 小児のマイコプラズマ肺炎の胸部画像の特徴

望月 マイコプラズマ肺炎の胸部画像はと言えば，consolidationや胸水貯留があり，びっくりするような画像ということで覚えておられる方が多いと思いますが，この写真はそのような特徴は見られませんから，普通の気管支炎，肺炎の診断が付くかもしれないですね。

王 そうですね。私のマイコプラズマ肺炎のイメージは区域一致性で，容量非増加性といった肺炎像ですから，この胸部単純写真からすぐマイコプラズマを疑うことはないですね。2歳以下は本来はマイコプラズマ肺炎が起きにくい年齢ですし，IgM抗体陽性というのは半年くらい長く続くので，それだけではなかなか診断するのは難しいです。本例は実際に単血清でマイコプラズマのPAが640倍に増加しており，家族歴もありますから間違いないと考えます。アナムネをしっかり取ることも大事になってきますね。

望月 ブドウ球菌は肺を破壊するのに対し，マイコプラズマは破壊しないと言われます。逆に免疫の力が必要で，ある程度免疫力がないと派手な所見は出てこないということです。

参考症例 マイコプラズマ肺炎-2

望月 マイコプラズマ肺炎をもう1例，お示しします。7歳男児の写真です。

平山 正面写真（図32）では，右の中肺野に辺縁が明らかなシルエットサイン陽性の陰影が見られます。右の横隔膜が1椎体ほど持ち上がっているので無気肺が疑われます。CPアングルはシャープです（←）。側面写真（図33）で，右中葉S^4，S^5の無気肺が確認されました。

望月 正面から見ると縦隔も右に寄っているようですね。年長児や成人は，症例9の低年児とは異なる画像になるようです。年少児はウイルス感染様，年長児はconsolidationや無気肺など，マイコプラズマらしい画像になるようです。

王 最近は年齢層の低いマイコプラズマ肺炎をよく経験しますので，とても重要な所見だと思います。

■ 小児のマイコプラズマ肺炎の二次的障害

王 百日咳やマイコプラズマ感染症では後に二次的

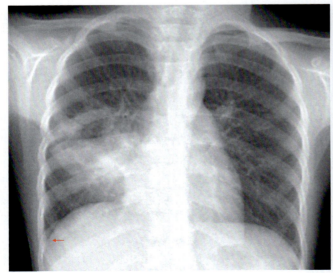

図32　胸部X線正面写真（症例9の参考症例）

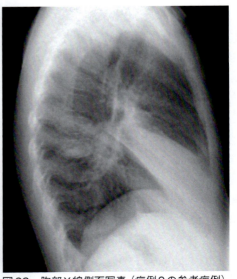

図33　胸部X線側面写真（症例9の参考症例）

第1章

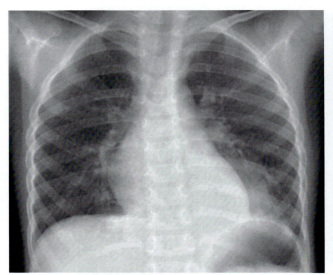

図34 胸部X線正面写真（症例10）4ヵ月前

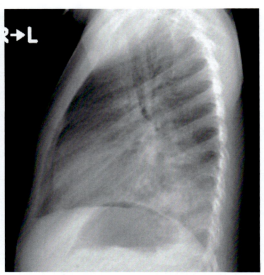

図35 胸部X線側面写真（症例10）4ヵ月前

な線毛機能障害が起きるとされていますが，低年齢児でマイコプラズマ肺炎になったケースでも同じような問題がありますね。後に喘息になったりすることは多いのではないですか。

望月 そうですね。マイコプラズマの後に気道過敏性が高くなっているというデータが佐久総合病院から報告されていますが，症例によっては何らかの障害を残すこともあると思います。

王 幼少の児のマイコプラズマ肺炎の場合には，喘息性の変化とか反復性の感染とか，Swyer-James症候群のようなものが起こることのないよう，きちっとフォローしていく必要がありますね。

望月 そうですね。マイコプラズマはSwyer-James症候群のような気管内の恒久的な小さい肉芽も作りますね。Bronchiolitis obliterans（閉塞性細気管支炎）もSwyer-James症候群と同じ範疇に入ると思いますが，マイコプラズマ肺炎後に発症することがあります。

■ マイコプラズマの薬剤耐性状況

望月 マイコプラズマの薬剤耐性についてどのようなご意見がありますか。

王 数年前から多くの症例が耐性ではないかと感じています。マイコプラズマ肺炎に対しては，マクロライド系薬が第一選択薬として使われており，それによってコントロールされる症例ももちろんありますが，どうも切れが悪いというイメージがあります。ある程度年齢が高い小児の症例に対してはテトラサイクリン系のミノサイクリンを短期間投与した方が有効という場合が年々多くなっているように思います。

望月 マイコプラズマの耐性については，BLNARやMRSAといった耐性菌ほど気付かれておらず，マクロ

ライド系のEM（エリスロマイシン）もCAMも効くことは効きますが，思ったよりすぐには効いてくれませんね。

さて，ここまでウイルス感染症から始め，細菌感染症を経て，マイコプラズマ感染症と感染症の場合を検討してきましたが，感染症だけが2歳以下の読影を難しくしているわけではありません。

症例10　先天性異常：肺分画症
●3歳10ヵ月：男児

王 発熱と咳嗽を認めてから第3病日と第5病日に近医を受診して，最初はCAM，2回目にはセフカペンピボキシルを処方されましたが改善はありませんでした。前医での血液検査では，白血球数14,600/μL，CRPは19.7mg/dLと高値でした。第5病日に撮った胸部X線写真（図34）を示します。

平山 ほぼ正中で撮影されたようです。右横隔膜は後ろの10～11肋間ですので，吸気時と思います。左下肺野に浸潤影がくっきりとした形で見えます。シルエットラインは保たれています。

望月 これまで見てきた症例では，肺門から末梢にかけて陰影を呈した例が多かったのですが，この症例はそうではないですね。

王 これはやや右前になっていますが，その割には心陰影はほぼ正常の位置にありますから，左の方から少し圧排があるのではないかと考えられます。要するに左側の方が少しボリュームがあるというような所見だと思います。

望月 わずかですが右に寄っています。陰影が先まで追えるところは，通常の感染性の陰影のでき方と違いますね。側面写真（図35）はどうですか。

平山 心臓の裏は本来明るいはずですが，透過性が低下しています。

2歳以下の胸部X線写真の読み方

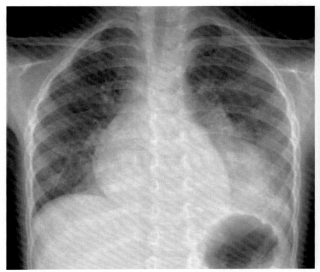

図36　胸部X線正面写真（症例10）今回受診時

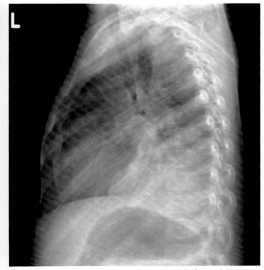

図37　胸部X線側面写真（症例10）今回受診時

望月　何か不規則な形があるように見えませんか。

平山　少し不均一な影が見えるようです。薄くなったり濃くなったりしています。心臓の裏側にあるので，正面からはあまりはっきり見えませんでした。

望月　前医では肺炎と診断され，ABPCで改善しましたが，4ヵ月後に同部位に肺炎が認められるということで紹介となりました。そのときの写真が図36，図37です。

平山　正面写真はほぼ正中です。シルエットアウトしていませんので，後ろがメインと思います。陰影は拡大しているように見えます。側面写真では心臓の裏に中葉まで拡がる範囲の透過性低下が見られます。空気の入りがないように見えます。

望月　非常に濃い影がありますね。CT（図38）があります。

平山　左の心臓の裏に透過性低下が見られます。経気管支的ではなく，少し濃淡があり，一つの塊というよりも多房性に見えます。冠状断では心臓の後ろに一塊となった結節が見えますが，やはり濃淡があります。また，右側にもサイズは小さいですが同様な所見が見られます。

望月　濃淡があるということは，いろいろな性状のものが寄せ集まって塊になっていることを示しています。ブドウの房のようなものがあり，血管に富むことがわかります。実際，栄養血管等が見つかり，肺分画症の診断がつきました。

王　左は肺葉内肺分画症でしたが，右側は馬蹄腎ならぬ，非常に珍しい馬蹄肺でした。単純写真からは左側だけかと思われましたが。

望月　4ヵ月前の単純写真では右はあまりはっきり見えませんでしたね。

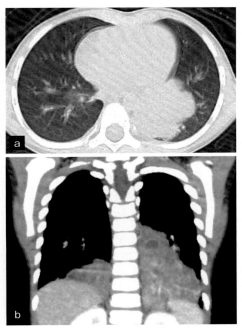

図38ab　胸部CT（症例10）今回受診時

王　肺炎と診断されたのであれば，治ったときの写真を撮っておかなければいけないと思いますね。乳幼児では特に重要だと思います。

望月　前に入院したときの写真を振り返ると実は写っていたということがあります。先天性の形態異常が2歳以下のときに発見されることが多いですね。

王　本例の場合，部位としては典型的な肺分画症の好発部位です。やはり，同じ所見を繰り返すと言いますか，残るような場合には，先天的なものを疑う必要が出てくるように思います。

望月　まったくそのとおりです。治療はどうされましたか。

王　本例は鼻腔培養でBLNARが検出され，マイコ

第1章

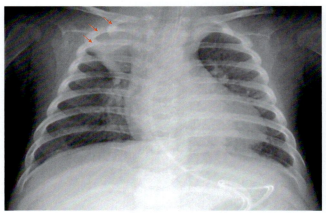

図39　胸部X線正面写真（症例11-1）

プラズマPAは40倍でした。前回，ABPCで改善したことから，ABPC 150mg/dL/kg/dayと，マイコプラズマも考慮しAZM内服で加療開始したところ，順調に炎症反応は改善しました。その後，専門施設へ転院となり，手術を受けられました。

症例11　その他の要因：事故など

望月　赤ちゃん特有の習慣や好奇心が災いした事故も念頭に置く必要があります。誤嚥がその一例です。

● 誤嚥性肺炎（1）

望月　かつて取り挙げた症例ですが，嚥下障害ため胃チューブでミルクを注入している6ヵ月の男児の例（図39）を紹介します。長引く咳嗽があり，精査を希望されて受診されました。誤嚥があり，胃食道逆流も見つかりました。肺炎が典型的な場所にできています（↘）。

● 誤嚥性肺炎（2）

望月　お母さんによれば，ライターの補充液を12 mLほど誤嚥してしまったという1歳5ヵ月の男の子の胸部写真が図40です。直後に近医に行ってX線写真を撮りましたが，問題ないということで帰宅しました。しかし夜間から咳嗽がひどくなり，翌日には発熱も見られました。これは誤嚥からほぼ2日たったときの写真です。左右ともに下葉に強く，モヤモヤしているところが特徴です。ウイルスによる間質性陰影の対極にある肺胞陰影の典型で，わた飴状，cotton candy shadowと呼ばれています。これは子供さんならではのchemicalな肺炎で，灯油肺炎とも呼ばれます。

王　12 mLという量は余り多いイメージではないですが，この画像はかなりひどいですね。

望月　局所では強い炎症だったのでしょうが，入院

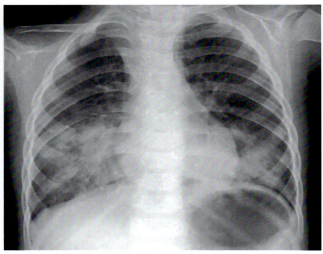

図40　胸部X線正面写真（症例11-2）

後ゆっくりですが，きれいに消えていきました。誤嚥の場合，このように陰影が遅れて出てくることがありますので注意しないといけません。

王　灯油肺炎の治療では，気道を確保しないまま胃洗浄をしてはいけませんね。多量に飲んだ場合には，完全に気道を確保してから洗うのは良いですが，そうしないまま洗浄すると余計に拡がります。帰してはだめですね。

まとめ

望月　2歳以下のお子さんは免疫力が弱いので感染症になりやすく，解剖学的にも不利ですから，肺呼吸器症状が悪くなる条件を多数揃えていることになります。しかも写真撮影にはなかなか協力してくれません。先天的な異常が隠れているかもしれませんから，読影には苦労が付いて回ります。それゆえ，小児の胸部画像の特異性を把握し，正常画像を頭に入れて，診断を進めてほしいと思います。王先生，いかがですか。

王　小さい子の写真ほど，いきなり所見を見つけるのではなくて，まずきちっとどんな条件で撮影されているかというところから入らないと，診断にたどり着くのが難しいだろうなと正直思います。

望月　同感です。まずビジョンありきですね。2歳以下の小児を見るための方向性を定めておかないと，見えるものも見えなくなります。以上です。

1）『明解 画像診断の手引き：小児呼吸器領域編／監修：森川昭廣，執筆：川崎一輝・望月博之』（国際医学出版 2006年発行，単行本）。なお，本書の続編『明解 画像診断の手引き：小児呼吸器領域編2：より実践的に／執筆：川崎一輝・望月博之』（同前，単行本）も既発売（2011年発行）

（2011年10月初出）

第2章
マイコプラズマ肺炎と細菌性肺炎

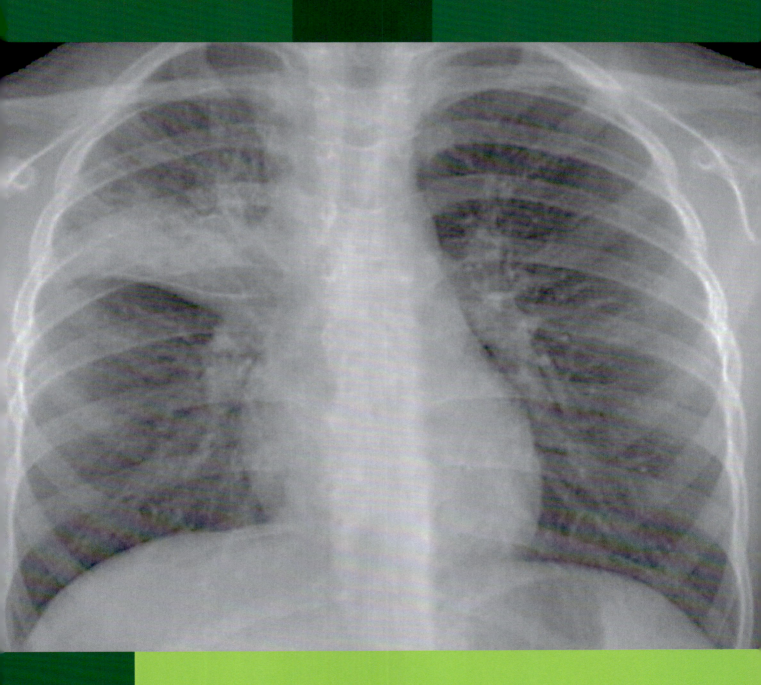

川崎 一輝
＋
服部 淳・吉田 仁典

第2章

マイコプラズマ肺炎と細菌性肺炎

最近，マイコプラズマ肺炎が流行している。これは小児でも馴染みの深い肺炎で，特に年長児に好発する。診療の場では，症状，X線所見，炎症反応，流行状況などから診断を推測するが，確定は後になって判明する血清抗体価の結果によることが多い。肺炎球菌やインフルエンザ菌などによる細菌性肺炎とは有効な抗菌薬が異なるので，できるだけ早期に診断できれば有り難い。

マイコプラズマ肺炎と一般的な細菌性肺炎の単純X線所見の違いについては，これまでにもさまざまな検討が行われてきた。そこで，今回はこのテーマを取り上げて私見を紹介する。重要なことは，典型的なマイコプラズマ肺炎の画像所見は何なのかを理解することである。そうすれば非典型例への考察が深まるはずである。マイコプラズマなのか一般細菌なのか，今回はあえて不規則に症例を提示していくので，じっくり考えながら読んでいただきたい。

川崎（司会）　去年（2011年）からマイコプラズマ肺炎が大流行していますね。今年になってもまだ強い関心が寄せられています。そこで今回は肺炎をとりあげ，マイコプラズマ肺炎と一般細菌による肺炎とをX線写真で区別できるか，この大きな命題に挑戦してみたいと思います。かねがねやりたいと思っていたことですが，もとよりX線写真だけで区別できるとは思っていませんし，ある程度の傾向だけでもわかれば十分かと考えています。今回は総合診療部の，卒後5年の服部淳先生と，卒後3年の吉田仁典先生に読影していただきます。とても身近なテーマなので積極的に発言してください。

濃度上昇域はconsolidationかatelectasisか

川崎　実際の症例に取りかかる前に見て欲しい模式図があります（図1）。肺炎かどうかを診断するためにX線写真を撮りますが，そのとき肺野に白い部分，つまり濃度上昇域があった場合の基本的な考え方を復習したいと思います。2つの肺の絵はどちらも右上葉の全部が濃度上昇域になったと仮定したもので，向かって左側のように本来の右上葉の大きさを保っている場合をconsolidationと呼びます。本来より少し大きくなっていても構いません。一方，右側のように本来の大きさを保っていなくて縮んでいる場合をatelectasis（無気肺）と呼びます。肺胞内の空気が減少したために肺が縮んでいる状態です。そこで服部先生に質問ですが，細菌性肺炎[1]の場合にはどちらのパターンが多いですか。

服部　細菌性肺炎の場合にはconsolidationが多いと言われています。

川崎　そうですね。ではatelectasisの場合には，細菌感染が起きていないと考えていいですか。

服部　Atelectasisの場合でも，細菌感染が起きていてもおかしくないと思います。

川崎　Atelectasisだからといって細菌感染を否定するものではないということですね。無気肺になっているところに二次的に細菌感染が起きてもいいわけです。ですから，これはあくまで原則としてですが，consolidationを見たら細菌感染，atelectasisなら何らかの原因による気道閉塞を考えるというイメージを持ってください。ただし，atelectasisでも細菌感染のこともあるということですね。ついでですが，atelectasisになるのは気道閉塞だけが原因ではありません。これについてはまたいつかということにします。そこで吉田先生に質問しますが，いま話題のマイコプラズマ肺炎ではconsolidationとatelectasisのどちらのパターンが多いと思いますか。

吉田　Atelectasisの方が多い印象があります。

川崎　服部先生はどうですか。

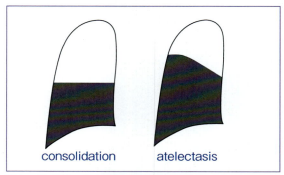

図1　模式図：右上葉全体の濃度上昇

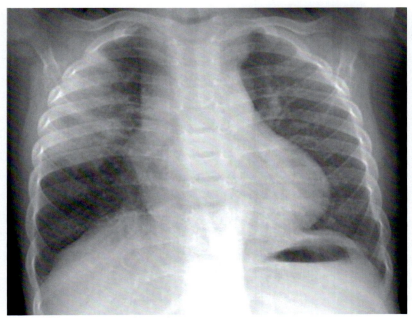

図2　胸部X線正面写真（症例1）

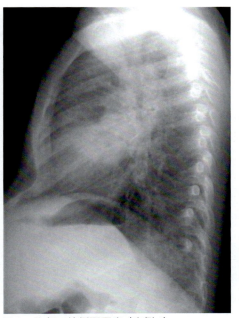

図3　胸部X線側面写真（症例1）

服部　私も同じ印象を持っています。

川崎　私も，小児を診るかぎりで言えばatelectasisの方が圧倒的に多いと思います。ですから，細菌性肺炎とマイコプラズマ肺炎の区別をするときには，肺のvolumeが減っているか，変化がないかということが1つの目安になると考えています。

症例1　右上肺野の濃度上昇（その1）
● 1歳：男児

川崎　最初の症例は1歳の男児です。2週間前に左下葉の細菌性肺炎に罹患しましたが，抗菌薬による治療でよくなりました。静注薬から内服薬に代わり，そろそろ退院かと思われた折，2日前から高熱が出ました。そのとき撮ったのが図2です。どんな所見がありますか，吉田先生。

吉田　吸気時にほぼ正面で撮られているように見えます。右上肺野外側に濃度上昇があり，その中にair bronchogram（気管支透亮像）を伴っています。

川崎　服部先生は追加することはありますか。

服部　右上肺野の陰影の形は肺の区域に一致していないようにも見えるのですが…。

川崎　もし肺の区域としたらどこに当てはまりますか。

服部　上葉です。

川崎　上葉は本来の大きさより縮んでいますか，それとも，同じか広がっていますか。

服部　本来の大きさを保っているように見えます。

川崎　吉田先生はどうですか。

吉田　Volume lossはないように思います。

川崎　そうですね。上葉とするとむしろ大きいくらいです。しかも内部にはair bronchogramを伴っているので，この濃度上昇はconsolidationと考えるべきでしょう。では，同日に撮った側面写真（図3）はどうですか，吉田先生。

吉田　S^3の心陰影と重なる部位に濃度上昇があり，内部にair bronchogramが見えます。

川崎　正面写真と合わせるとS^3でよいのでしょうが，少し下の方まで見えるので，少なくとも本来のS^3の領域より縮んではいませんね。服部先生，付け加えることはありますか。

服部　少し漏斗胸があります。

川崎　そのとおりです。漏斗胸については小児呼吸器領域19[2)]で特集しました。今回のテーマには影響しないので置いておくとして，正面写真と側面写真からすると濃度上昇域がある場所はS^3でしょう。その

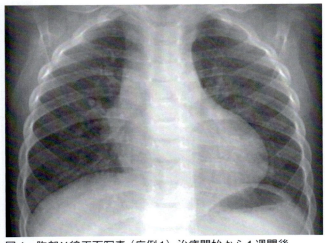

図4　胸部X線正面写真（症例1）治療開始から1週間後

第2章

S³ は本来の大きさより縮んではいません。しかも air bronchogram があって細菌性肺炎らしい像です。血液検査を行ったところ，白血球数は 34,870/μL，CRP は 19.3mg/dL と非常に高値で，血液培養でインフルエンザ菌が検出されました。抗菌薬を静注して無事に肺炎はよくなりました。1 週間後の写真が図 4 です。どうですか，吉田先生。

吉田 右上肺野にあった濃度上昇は消失しました。

川崎 そうですね。本例は，おそらくインフルエンザ菌による肺炎に罹患しましたが，抗菌薬でしっかり治ったという症例です。

症例 2	右上肺野の濃度上昇（その2）
	●6歳：男児

川崎 次の症例は 6 歳の男児です。この胸部 X 線写真（扉 & 図 5）を撮る 8 日前から熱，咳が現れて，近医で抗菌薬をとっかえひっかえしても熱が下がらないということで当院に来られました。服部先生，どんな所見がありますか。

服部 吸気時に正面から撮られていますが，鎖骨の位置が少し下がっているように見えます。右上肺野に濃度上昇があります。Minor fissure（hair line）（①↗）が挙上しているので volume loss がありそうです。また，両側の肺門周囲陰影が若干目立つように感じますが，自信はありません。

川崎 吉田先生はどうですか。

吉田 左右の肺の大きさは，確かに右の方が小さく見えますが，縦隔の偏位まではないように思います。

川崎 2 人とも濃度上昇域は本来の大きさより少し縮んでいるかもしれないということで一致しています。両側の肺門周囲陰影が少し目立つようだという服部先生の読みについて吉田先生はどう思いますか。

吉田 確かに両側の血管陰影が少し目立つように見えます。ただ，背骨が余りよく見えないので X 線の線量が低いかもしれませんから，血管陰影が目立ってもいいように思います。

川崎 吉田先生の読みは合っていると思います。Hair line が上がっているように見えるので，濃度上昇域は volume loss があるように見えるという服部先生の読みも合っていると思います。服部先生の指摘したラインの近くに別のライン（②↓）も見えていますが，これは何ですか。

服部 上の方が前のラインを見ていて，下の方が後ろの方を見ているという可能性があると思います。

川崎 それを見るためにはどうしたらいいですか。

服部 側面写真を撮ればわかります。

川崎 そうですね。ここに側面写真（図 6）があります。どうですか。

服部 上肺野背側，S² に濃度上昇があります。ここ（①↑）に少し hair line が見えています。

川崎 そうですね。これはたしかに hair line でしょう。Hair line は本来 S³ と中葉の間に見えるはずです。しかし，側面写真での濃度上昇はこの hair line（図 6 ①）の上にはなく，もっと背側に見えます。ですから，服部先生が正面写真で後から指摘したライン（図 5 ②）は hair line の前の方でよいと思いますし，最初のライン（図 5 ①）も hair line の後ろの方ではないかと思います。おそらく S³ の a にも濃度上昇域があるのでしょう。では，この側面写真で S² は縮んでいるか，本来の大きさか，どうでしょうか。

服部 縮んでいるように見えます。

吉田 私もそう見えます。

川崎 正面写真で縮んでいるように見えるという読みは合っていますが，側面で縮んでいるかどうかを判定するのは難しいですね。無理に判定しなくても構いません。この患者さんは熱が続いているにもかかわらず白血球数が 2,830/μL で，CRP は 0.3mg/dL でした。何を考えますか。

服部 マイコプラズマ肺炎を考えます。

川崎 そうですね。この症例では血液検査でマイコプラズマの PA が 1,280 倍だったので，マクロライド系抗菌薬を投与したところ，熱は下がり咳も減ってきました。11 日後に撮った X 線写真が図 7 です。どうですか，服部先生。

服部 正面写真では右肺の濃度上昇はまだ残っていますが，範囲は狭くなっています。

川崎 いかにも無気肺を思わせる陰影ですね。このまま行けば板状無気肺になる雰囲気があります。側面写真（図 8）ではどうですか。

服部 濃度上昇が残っています。

川崎 陰影が残っていることと抗菌薬で治療することとは別ですから，陰影があっても抗菌薬を中止して構いません。異常陰影が治ったことを確認するために，さらに 10 日後に X 線写真を撮りました（図 9，図 10）。どうですか，服部先生。

服部 正面写真でも側面写真でも濃度上昇は消失しています。

川崎 そうですね。

■ 病変部は中枢側から連続するか，末梢側だけか

川崎 肺の volume loss があるかどうかを判定するのはなかなか難しいことで，いつも自信を持って判定

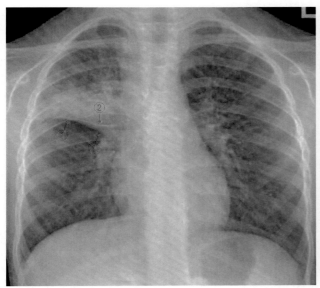

図5 胸部X線正面写真（症例2）

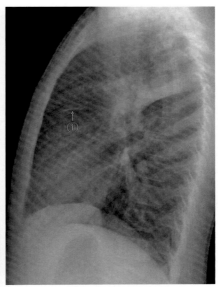

図6 胸部X線側面写真（症例2）

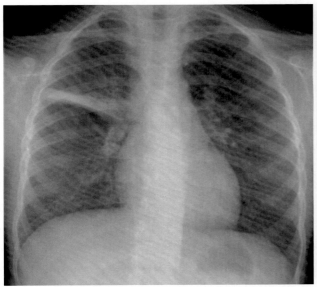

図7 胸部X線正面写真（症例2）治療開始から11日後

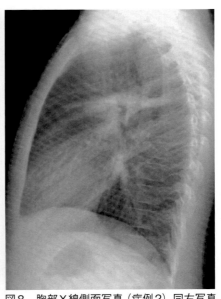

図8 胸部X線側面写真（症例2）同左写真

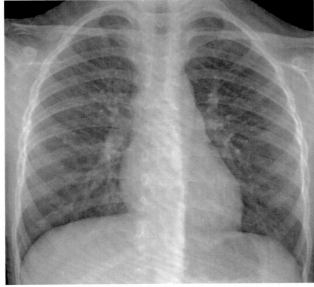

図9 胸部X線正面写真（症例2）さらに10日後

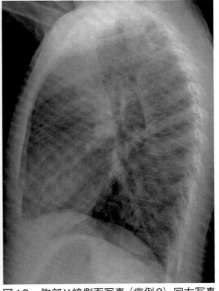

図10 胸部X線側面写真（症例2）同左写真

第2章

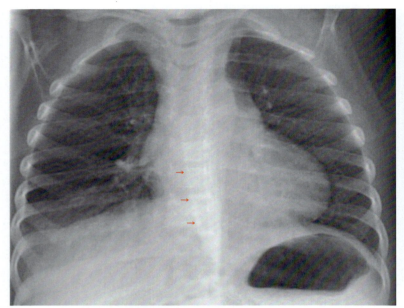

図11 胸部X線正面写真（症例3）

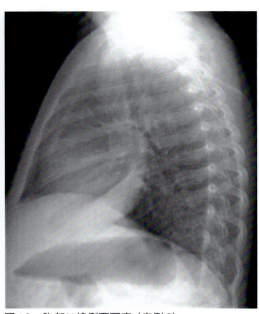

図12 胸部X線側面写真（症例3）

できるとは限りません。しかし，今までの2症例の画像を比較したとき，volume loss の有無ということ以外に，1つ大きな違いがあるのですが，気付いたでしょうか。ヒントは濃度上昇域のある場所です。

服部 症例2では病変部が中枢側から連続していますが，症例1では連続していなくて末梢側だけにあります。

川崎 そのとおりです。濃度上昇域は，細菌性肺炎の症例1では末梢側に独立して存在していましたが，マイコプラズマ肺炎の症例2では中枢側から連続して末梢側まで広がっていました。病変が末梢側だけにある場合には細菌性肺炎らしいと言えますし，中枢側から連続して末梢側にまで広がっているような場合にはマイコプラズマ肺炎のことが多いと考えています。ただし，例外もあるので注意してください。

| 症例3 | 正面写真では判定しづらい右下肺野の濃度上昇 ●2歳：男児 |

川崎 次は症例2の弟さんです。お兄さんが発熱した20日後に弟さんも発熱しました。お兄さんがマイコプラズマ肺炎でしたから，この子も最初からマクロライド系抗菌薬の投与を受けましたが，なかなかすっきりしないので当院を受診しました。そのときの写真が図11です。所見はどうですか，吉田先生。

吉田 吸気時の撮影ですが，少し右前斜位と思われます。右のCPアングル（肋骨横隔膜角）が鈍です。右下肺野に濃度上昇領域があります。その内部には，途中まで air bronchogram が追えますが，末梢側まで

は追えません。

川崎 追加することはありますか，服部先生。

服部 左下肺野の心陰影背側に気管支周囲陰影があるようです。

川崎 確かにそれも気になりますが，ここでは右下肺野の濃度上昇に注目してください。

吉田 右下肺野の濃度上昇域は本来の volume を保っているか，むしろ少し大きくなっているように見えます。中枢側との連続性はないように見えます。

川崎 服部先生はどうですか。

服部 やはり中枢側との連続性はないと思います。横隔膜が淡くなっている感じからすると，少し上がっているような気がしなくもありませんが，明らかな volume loss があるようには見えません。

川崎 横隔膜は少し上がっているかもしれませんね。少なくとも下がっているようには見えません。

服部 もともと右の横隔膜は左より高いので，明らかに上がっているとは言いにくいように思います。

川崎 ところで，このライン（→）は何ですか。

服部 心臓の背側にある右肺の辺縁です。

川崎 そうです。これはだれにでも見られる paraesophageal line です。その左側には食道があります。そこまで肺が回り込んでいるということです。では，吉田先生は volume が増えているように見え，中枢からの連続がないということでしたが，何を考えますか。

吉田 細菌性肺炎を考えます。

川崎 服部先生は，volume の判定は難しいとのことでしたが，何を考えますか。

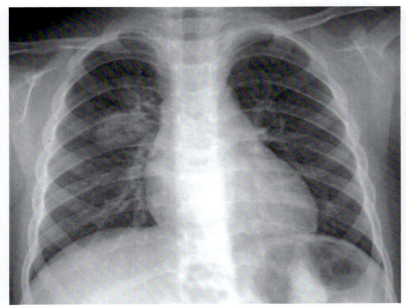

図13　胸部X線正面写真（症例4）　　　　図14　胸部X線側面写真（症例4）

服部　画像を見る限りでは細菌性肺炎でもおかしくないと思います。

川崎　では側面写真（図12）を読んでください，吉田先生。

吉田　横隔膜，心陰影と重なる領域に濃度上昇があります。今度は中枢側と連続しているように見えます。Air bronchogram はわかりません。側面写真では volume はほぼ正常に見えます。

川崎　濃度上昇域の前面のラインはどう見えますか。直線的ですが，あえて言うとどうですか。

吉田　少し前から押されているようにも見えますが…，判定しにくいです。

服部　判定しにくいですが，押されて凹んでいるように思います。

川崎　Volume loss があるかもしれませんが，無理に判定しないことにしましょうか。Air bronchogram はありませんね。正面では淡かった濃度上昇域が，側面ではしっかり見えるということは，この病変部がどんな分布をしているということでしょうか。

吉田　横に長い病変だと思います。

川崎　その通りです。正面写真では，横隔膜はシルエットサイン陽性なので異常があることはわかりますが，非常に淡く見えますから，まさかこれほどはっきりしたものがあるとは思わないですね。側面写真ではっきり見えるということは横に長いということです。本来の大きさを保っているかどうかは判定が難しいとしても，あえて言えば少し縮んでいるのかもしれません。兄がマイコプラズマ肺炎だったこともあり，マイコプラズマの疑いがあります。血液検査では白血球は 5,030/μL で，CRP は 0.2mg/dL 以下でした。別のマクロライド系抗菌薬に切り替えたところ，症状は軽快しました。

■ **マイコプラズマ肺炎の潜伏期間は約3週間**

川崎　マイコプラズマ肺炎は学校や家庭で伝染することがあります。その潜伏期間を発熱時点でみると，私の経験では21日くらいと思っています。この症例でも兄が熱を出してから20日後に発症したので，予想通りの経過だと思いました。マイコプラズマのPAは，1回目が40倍未満で，2回目が2,560倍でしたので，診断は間違いありませんでした。

側面写真では中枢側から連続しているようにも見えますし，無気肺のようにも見えます。こういうパターンがマイコプラズマ肺炎らしいのかなと思っています。

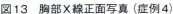

症例4　腫瘤状の濃度上昇
●2歳：男児

川崎　この症例は，4時間前に高熱があることに気づかれ，痙攣したので救急で運ばれた2歳の男児です。熱性痙攣かもしれません。発熱の原因を探すためにX線写真を撮りました（図13）。服部先生，読んでください。

服部　正面写真は，前の肋骨で第5肋骨なので少し呼気ですが，ほぼ正面で撮られているように思います。右の上・中肺野に楕円形の濃度上昇があります。その中のポチポチと黒く抜けているように見える部分は air bronchogram かもしれません。

川崎　側面写真（図14）ではどこに濃度上昇があり

第2章

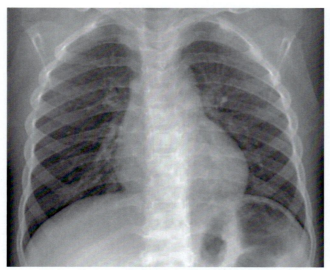

図15　胸部X線正面写真（症例4）治療開始から2週間後

ますか。

服部　難しいですね。Aortaの前辺りですか？

川崎　どうですか，吉田先生。

吉田　はっきりしません。

川崎　この側面写真で濃度上昇の場所を言い当てるのは無理ですね。では，服部先生は何を考えますか。

服部　細菌性肺炎は，何かの先行感染があって二次的に起きることが多いので，このような短い経過からすると細菌性肺炎ではないような気がします。

川崎　確かに健康な子が急に細菌性肺炎になる可能性は低いかもしれませんが，突然の高熱と胸痛や腹痛で発症する細菌性肺炎もあります。ですから，先行感染がはっきりしなくても突然の高熱で受診した場合には細菌性肺炎もルールアウトする必要があると思います。

服部　画像からすれば，マイコプラズマ肺炎ではこのような腫瘤状の濃度上昇にはならないと思います。

川崎　すでに見た2例のマイコプラズマ肺炎の濃度上昇は中枢側から末梢側に広がるようなイメージでしたから，これはマイコプラズマ肺炎らしくないですね。救急で来たときの採血ではCRPは1.6mg/dLでしたが，白血球数は31,050/μLと増加していたので抗菌薬を投与しました。血液培養では陰性でした。確証はありませんが細菌性肺炎を疑った方がいいという症例でした。2週間後の写真が図15です。どうですか。

服部　右にあった濃度上昇は消えており，治っているように見えます。

川崎　きれいに治ったようですね。当然ですが，腫瘍ではありませんでした。

症例5　両側の気管支周囲陰影（その1）
●1歳：男児

川崎　1週間前から熱があって，その後咳が出るようになり，肺炎と診断されて入院した1歳の男児です（図16）。吉田先生，読んでください。

吉田　吸気時の撮影で，少し右前です。右側優位で両側に肺門部から広がる濃度上昇域を認めます。

川崎　一部に斑状陰影もありますが，どちらかと言えば線状陰影の方が目立っていますから，これは右側優位で両側に気管支周囲陰影を認めると言ってよいでしょう。では側面（図17）はどうですか。

吉田　正面写真と同じように気管支周囲陰影の増強を認めます。

川崎　上肺野の前面などで気管支周囲陰影がかなり

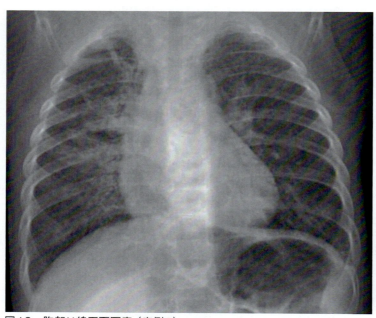

図16　胸部X線正面写真（症例5）

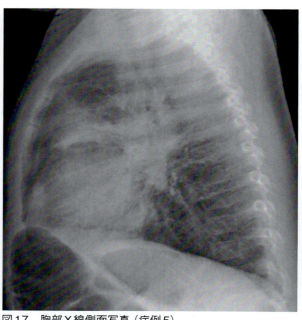

図17　胸部X線側面写真（症例5）

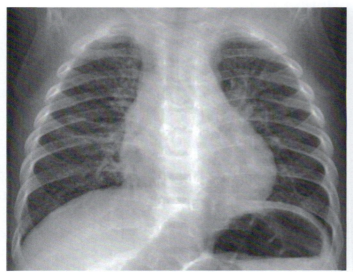

図18　胸部X線正面写真（症例5）1週間後

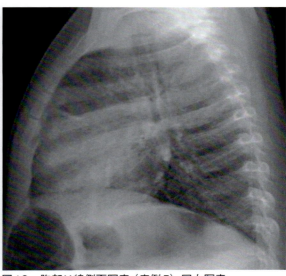

図19　胸部X線側面写真（症例5）同左写真

目立っていますね．この場合には肺炎と言ってもいいですし，気管支肺炎と言ってもいいでしょう．血液検査では白血球数は 14,700/μL，CRP は 0.2mg/dL，マイコプラズマの PA は 640 倍でした．その後 1,280 倍まで上昇したので，いちおうマイコプラズマ肺炎と診断しました．マイコプラズマ肺炎の異常陰影は中枢側から連続する無気肺パターンが多いと話しましたが，この写真ではウイルス感染症と言ってもよさそうな気管支周囲陰影のパターンです．このように，マイコプラズマ肺炎では年少児と年長児で異常陰影の出方が異なることに注意してください．年長児では先に提示したような無気肺パターンを呈しますが，年少児ではウイルス感染症のように気管支周囲陰影が両肺に見られることがあるということです．抗菌薬などの治療を行い，1 週間後の写真が図18，図19です．どうですか，吉田先生．

吉田　気管支周囲陰影はまだ少し残っていますが，かなり消失しています．

川崎　そう，かなりよくなっていますね．

症例6　両側の気管支周囲陰影（その2）
● 1歳：男児

川崎　4 日前から熱があってゼイゼイするようになった 1 歳の男児の胸部 X 線写真（図20）を読んでください，服部先生．

服部　少し呼気で，右前斜位です．両肺野全体的に気管支周囲陰影が目立つように見えます．

川崎　症例 5 のマイコプラズマ肺炎の子と比べて何か大きな違いはありますか．

服部　あまり違いがあるようには見えません．

川崎　どちらの症例も右前斜位なので，右肺の方

が気管支周囲陰影が目立っているところも似ていますね．しかし血液検査では，白血球数は 21,600/μL，CRP は 13.1mg/dL と高値で，しかも血液培養で肺炎球菌が出ました．

服部　それだけデータが揃っていれば肺炎球菌性肺炎ですね．

川崎　肺炎球菌の感染があることは間違いありません．さらに，この写真からウイルス感染などでゼコゼコしていたのもきっと間違いないでしょう．ではこれが肺炎球菌による肺炎らしい陰影かというと，そこまでは言えないと思います．肺炎球菌は上気道か，気管支内か，肺胞内か，とにかくどこかにいて，bacteremia（菌血症）を起こしたということだけしか言えないはずです．

■ **よく似た陰影でも内容は違うことがある**

川崎　この患者さんは，同年齢の症例 5 と同じよう

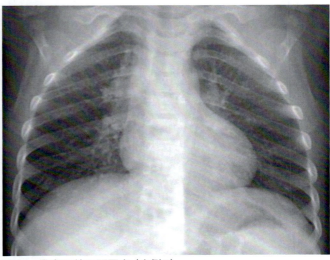

図20　胸部X線正面写真（症例6）

第2章

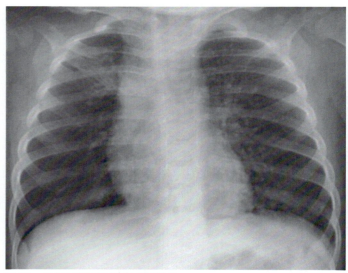

図21　胸部X線正面写真（症例7）

な異常陰影のパターンだったのに，血液培養で細菌が検出されました．気管支周囲陰影が増強しているからといって，イメージだけでウイルス性あるいはマイコプラズマ性と高をくくってはいけないということですね．画像は似ていても内容が異なることはよくあることなので，しっかり全身状態を見て，血液検査なども参考にしながら診断を進めることが大切です．イメージも時には大変役立ちますが，危ないこともあるということでしょうか．本例は抗菌薬を使ってよくなりました．

| 症例7 | 両側の気管支周囲陰影（その3）
● 11ヵ月：女児 |

川崎　5日前から咳があり，4日前から熱と喘鳴が現れた11ヵ月の女児の胸部X線写真（図21）を読んでください，吉田先生．

吉田　吸気時の撮影で，若干左前斜位に見えます．

川崎　鎖骨の写りから言えば上の方は確かに少し左前のように見えますが，下の方はほぼ正面ですね．

吉田　両側の気管支周囲陰影が増強し，右上肺野に少し濃度上昇を認めます．

川崎　服部先生，追加する所見はありますか．

服部　ありません．

川崎　右上肺野の濃度上昇は本来より縮んでいるかどうか．判定するのは無理のようですね．では，吉田先生は画像から何を疑いますか．

吉田　最初はウイルスか，またはマイコプラズマの感染か，そのとき流行していたものを疑いますが，二次的な感染症も否定できないと思います．

川崎　そのとおりです．学習が進んできましたね．本例は白血球数が17,660/μLで，血液培養から肺炎球菌が検出されました．しかし，これが肺炎なのか，気管支炎なのか．その起因菌が肺炎球菌なのか，肺炎球菌は上咽頭にいるのか，鼻腔にいるのか，中耳にいるのか，画像からだけではまったくわかりません．要するに，気管支周囲陰影というだけでは細菌感染を否定できないということです．本例はABPCの静注でよくなりました．

| 症例8 | 右中葉の濃度上昇（その1）
● 1歳：女児 |

川崎　4日前から熱が出て近医で抗菌薬などをもらっていましたが，よくならないので当院を受診した1歳の女児です．受診時の胸部X線写真（図22）を読んでください，服部先生．

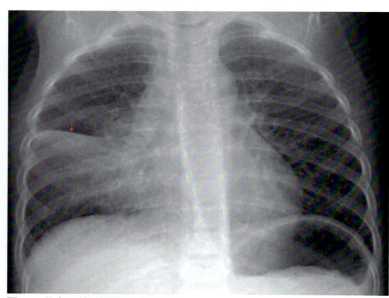

図22　胸部X線正面写真（症例8）

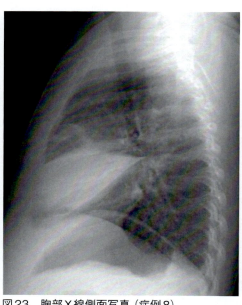

図23　胸部X線側面写真（症例8）

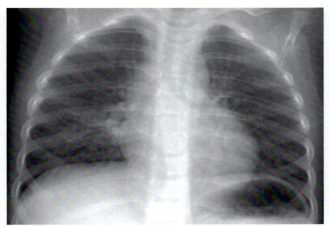

図24　胸部X線正面写真（症例8）治療開始から8日後

服部　吸気でほぼ正面の撮影です。右の中下肺野に濃度上昇があり，その内部に少し air bronchogram が見られます。濃度上昇域は中枢気道と連続しているように見えます。明らかな volume loss があるとは言えないと思います。両側に気管支周囲陰影も見られます。

川崎　吉田先生はどうですか。

吉田　強いて言えば，右肺は左肺に比べて少し小さいような印象がありますので，volume loss があるように思います。

川崎　シルエットしているので場所は中葉とわかりますが，そうすると上のライン（↓）が hair line に相当するはずですね。この位置はどうですか，服部先生。

服部　少し上がっているように見えます。

川崎　Volume loss があれば hair line は下がっているはずですが，逆に少し上がっているように見えますね。Air bronchogram はありそうですが，中枢側との連続もあります。悩ましいですね。どうしましょうか。

服部　側面写真を見たいと思います。

川崎　用意してあります（図23）。どうですか。

服部　やはり中葉に濃度上昇があります。辺縁は上下とも健側に凸になっていますので，どちらかと言えば volume は増えているのでしょうか。

川崎　マイコプラズマ肺炎か細菌性肺炎かと言われると，どちらに傾きますか。

服部　細菌性肺炎を考えます。

川崎　血液検査では白血球数は 11,400/μL，CRP は 11.28mg/dL で，血液培養で肺炎球菌が検出されました。本例も細菌性肺炎と診断し，抗菌薬の投与で軽快しました。8日後の写真（図24）はどうですか。

服部　まだ少し濃度上昇は残っていますが，かなり改善しています。

川崎　そうですね。

症例9　右中葉の濃度上昇（その2）
●10歳：女児

川崎　4日前から熱と咳が出て近医で抗菌薬などをもらいましたが，熱が続くということで当院を受診した10歳の女児です（図25）。吉田先生，読影してください。

吉田　吸気で正面の撮影です。右の中肺野から下肺野に中枢と連続する濃度上昇域を認めます。その内部に少し air bronchogram があるようですが，末梢にはありません。気管支周囲陰影が増強しているように見えるのは，線量がやや少ないせいと思われます。

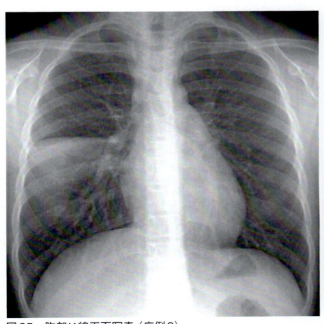

図25　胸部X線正面写真（症例9）

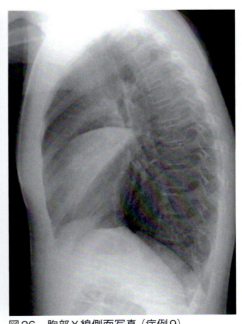

図26　胸部X線側面写真（症例9）

第2章

川崎 そのとおりです。濃度上昇域の大きさはどうですか。

吉田 本来のvolumeが保たれているように見えます。

川崎 Hair line はほぼ真横ですから，明らかに膨らんでいるとは言えませんね。付け加えることはありますか，服部先生。

服部 ありません。

川崎 では側面写真（図26）を読んでください，吉田先生。この患者さんはずいぶん猫背になって見えますが，たまたまそうなったと思います。

吉田 中葉に中枢と連続する濃度上昇域があります。その内部に air bronchogram は見られません。本来の大きさを保っているように見えますが，判定は難しいです。

川崎 肺炎球菌が分離された症例8の患者さん（図23）と比べるとどうですか，服部先生。

服部 本例では下側が患側の方に若干凸のようにも見えますので，volume loss の可能性があると思います。年齢や air bronchogram がないことから考えるとマイコプラズマ肺炎を疑います。

川崎 吉田先生はどうですか。

吉田 同じ考えです。

川崎 血液検査では白血球数は 5,340/μL，CRP は1.1mg/dL で，血液培養は陰性でした。マクロライド系抗菌薬ですぐに下がらなかったので，テトラサイクリン系抗菌薬に代えたところよくなりました。後日，マイコプラズマ抗体価は 10,240 倍とわかりました。本例は2人が考えたようにマイコプラズマ肺炎でいいと思います。

ディスカッション～まとめ

川崎 マイコプラズマによる肺炎か，一般細菌による肺炎かを，画像だけで区別できないか，何か手がかりはないかと思っていくつかの症例を見てきました。実際には他の画像所見が見られることもありますね。いかがでしたか，吉田先生。

吉田 マイコプラズマ肺炎の画像は多彩で，何でもありという印象が強いと感じました。

川崎 マイコプラズマ肺炎の画像の何がややこしいかと言えば，二次的に細菌感染を合併したり，胸膜炎を合併したりすると画像所見が複雑になるということです。ときには Swyer-James 症候群[3] といった合併症をひきおこすこともあります。ですから，まずシンプルなもの，典型的な所見はどういうものかをしっかり把握しておくことが重要です。つまり，マイコプラズマ肺炎の画像は，年少児ではウイルス感染のような気管支周囲陰影を主体とした陰影で，年長児では基本的に volume loss の傾向にある，中枢側と連続した濃度上昇ということを覚えておいてください。このことを知っておけば，それと違う場合に，マイコプラズマ単独でこれは説明できるか，何かプラスアルファが起きているのではないかと考えるきっかけが得られます。

服部 私もマイコプラズマは何でもありという認識がありましたが，それでも，年長児では無気肺を来すことが多いという印象を持っています。

川崎 治療についても，マイコプラズマ肺炎から二次感染を合併することがあるわけですから，少しでも典型的ではないと考えたら，マクロライド系抗菌薬だけでなく，ペニシリン系やセフェム系といった抗菌薬の併用も積極的に検討してください。ときにはステロイド薬が有効なこともあります。マイコプラズマ肺炎の画像は多彩であるのは事実ですが，最初から漠然と何でもありと思っているより，これは典型的だな，これは典型的ではないから何かあるかな，という感覚を持てるようになって欲しいと思っています。

---

1) 単行本『明解 画像診断の手引き：呼吸器領域編／小児呼吸器領域編／監修：森川昭廣，筆者：川崎一輝，望月博之』（国際医学出版 2006年発行）収載，第2章
2) 明解 画像診断の手引きSuppl 113：小児呼吸器領域 19 ／川崎一輝（国際医学出版株式会社　2011年発行）
3) 単行本『明解 画像診断の手引き：呼吸器領域編／小児呼吸器領域編2ーより実践的にー／筆者：川崎一輝，望月博之』（国際医学出版 2011年発行）収載，第3章

（2012年2月初出）

第3章

繰り返す肺炎―気管支閉鎖

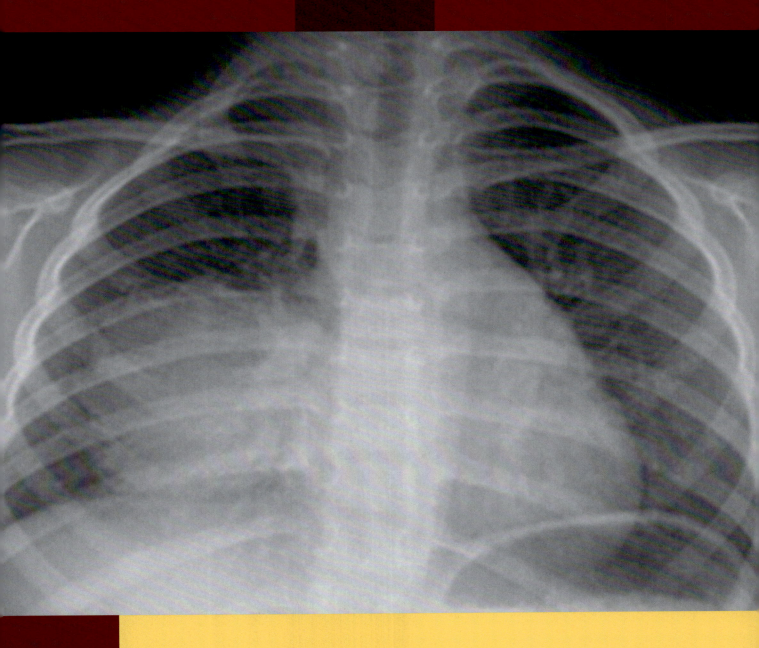

川崎 一輝
＋
秋山 聡香・竹内 一朗

第3章

繰り返す肺炎―気管支閉鎖

　乳幼児では気道感染症に罹患する機会が多く，肺炎を繰り返す症例もときどきみられる。その多くは先行するウイルス感染に伴う二次的なもので，胸部X線写真では肺炎像以外に気管支周囲陰影がみられる。このような肺炎は年齢とともに減少する。
　一方，細菌性肺炎を示唆するconsolidationだけを繰り返す症例は，中葉症候群を除くとそれほど多くない。その中で肺炎に罹患する部位がいつも同じ場合には，気道の解剖学的異常を考慮する必要がある。外科的治療が行われなければ，以後も肺炎を繰り返す可能性が高い。
　気道の解剖学的異常のひとつに気管支閉鎖がある。病変部が肺炎に罹患すると，境界が比較的明瞭で大きなconsolidationを呈することが多い。ときには円形肺炎のようにもみえる。肺炎像は治療によっても縮小しにくく，繰り返しやすい。診断法は容易でないが，多くの症例で肺炎軽快時の単純写真やCTから診断の手がかりが得られる。

　川崎（司会）　10ヵ月ぶりの読影会です。自分で言うのも変ですが，いつもどんな展開になるのか，楽しみにしています。さて今日のテーマは肺炎です。肺炎は以前にも取り上げましたが，今回はとくに繰り返す肺炎についてです。読影は，当院小児内科系レジデントの秋山聡香先生と竹内一朗先生にお願いしてあります。今日は腕試しのつもりで元気よく発言してください。では早速始めましょう。

症例1　肺炎による異常陰影がよくならない
●3歳：女児

　川崎　最初は今回の入門編的な症例です。ちょっと難しいかもしれませんが，がんばってください。症例は3歳の女児です。肺炎の診断で治療されましたが，異常陰影が3週間経ってもよくならないということで当院へ紹介されました。診断の1週間前から熱と咳が続いたため，前医で撮影された胸部単純X線写真があります（扉＆図1）。まずこれを読んでください，竹内先生。

　竹内　立位でほぼ正面からの撮影です。第5肋骨の位置に横隔膜があるので呼気相です。右下肺野に濃度上昇があり，心陰影とのシルエットサインが陽性です。濃度上昇の内部にair bronchogramはみられません。

　川崎　秋山先生，追加することはありますか。

　秋山　縦隔が少し左側に寄ってみえますが，やや右前斜位のせいかもしれません。

　川崎　二人ともよく勉強してきましたね。では竹内先生はどんな疾患を考えますか。

　竹内　横隔膜が少し吊り上がってみえますが，呼気のせいであって，明らかなvolume lossはなさそうな

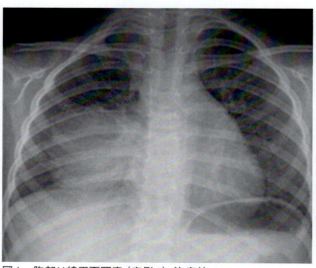

図1　胸部X線正面写真（症例1）治療前

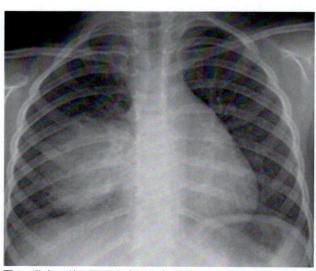

図2　胸部X線正面写真（症例1）治療11日後

ので，無気肺ではないと思います。経過もあわせて考えると肺炎を疑います。

川崎　秋山先生はどうですか。

秋山　円形の濃度上昇ですので私も肺炎を疑いますが，内部にair bronchogramを伴っていないので，膿瘍も考えます。

川崎　肺膿瘍かもしれないと考えるのはいい線です。腫瘍ではという意見があってもよさそうですが，肺野や縦隔，横隔膜をみると明らかな圧排所見はなさそうです。軽度の縦隔偏位は右前斜位で説明できますね。濃度上昇の中にair bronchogramがみえないので，膿瘍の可能性はあるでしょう。もし肺炎とすれば，この形から円形肺炎や球状肺炎と言われそうですね。前医では肺炎と診断して抗菌薬による治療を開始しました。すると熱は下がり，全身状態もよくなりました。

■**炎症所見は改善したが異常陰影は変わらず**

川崎　治療開始から11日後の胸部単純写真（図2）があります。どうですか，竹内先生。

竹内　正面からの撮影で，呼気相です。やはり右下肺野に濃度上昇が認められます。その大きさは，先ほどの単純写真と変わりません。心陰影とシルエットサイン陽性です。内部にair bronchogramは認められません。

川崎　秋山先生にはどうみえますか。

秋山　私も前回と同じ所見と思います。まだ肺炎か膿瘍かわかりません。やはりair bronchogramがみえないので膿瘍の可能性が高いと思います。

川崎　これだけ大きな異常陰影が続いているので抗菌薬は継続されました。さらに11日後の胸部単純写真（図3）を読んでください，竹内先生。

竹内　正面で，呼気相です。前回とほとんど同じ所見と思います。

川崎　濃度上昇の領域はほんのわずかですが小さくなっていますね。では，同じ日の側面写真（図4）はどうですか。

竹内　正面でみえた濃度上昇は，側面写真では心陰影に重なってみえるので，病変は中葉にあると思います。

■**ふつうの肺炎らしくない。では次に？**

川崎　肺炎か膿瘍かわかりませんが，抗菌薬によって全身状態と炎症反応は改善しました。それなら異常陰影も小さくなってほしいのに，3週間経ってもあまり変わりないということで当院に紹介されました。こんな具合ですから，ふつうの肺炎ではなさそうと考えますね。診断のために次に何をしますか。

竹内　CTを撮影したいと思います。

川崎　秋山先生はどうですか。

秋山　私もそうです。造影で撮りたいです。

川崎　造影CTを撮りたい理由は何ですか。

秋山　膿瘍かどうかを鑑別するためです。

川崎　実際に造影CTを行いました（図5）。どうですか，竹内先生。ちなみに，このCTで病変部は右の中葉ではなく上葉にあり，上葉が本来の中葉の位置まで伸展していることがわかりました。

竹内　右上葉内に腫瘤性病変がみられます。腫瘤には造影効果が認められません。膿瘍ではなさそうです。内部には血管様の高吸収域（①←）がみられます。

川崎　腫瘤の内部は造影効果に乏しいので，血管の豊富な腫瘍は否定的です。また辺縁に造影効果がないので膿瘍らしくもありません。さて腫瘤の中にみえるこの血管は何でしょう。

竹内　肺動脈の可能性が高いと思います。

川崎　これだけで肺動脈とは断定できませんが，もし肺動脈としたら，すぐ隣に何かみえるはずですね。

竹内　はい。気管支が併行してみえるはずです。でも，これにはみえません。無気肺でしょうか。肺が虚

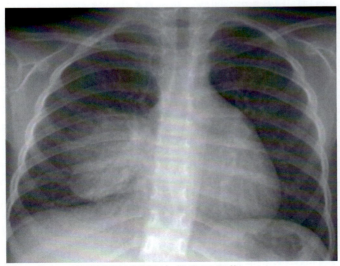

図3　胸部X線正面写真（症例1）治療22日後

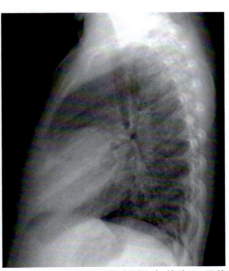

図4　胸部X線側面写真（症例1）治療22日後

第3章

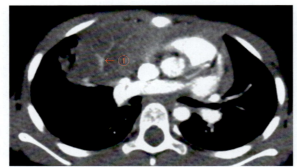

図5　胸部造影CT：縦隔条件（症例1）

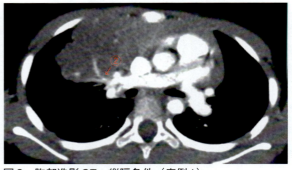

図6　胸部造影CT：縦隔条件（症例1）

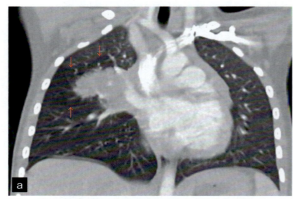
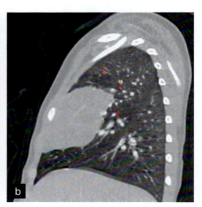

図7　胸部造影CT：a＝冠状断, b＝矢状断（症例1）

脱しているようにはみえませんが。

　川崎　そうですね。上葉が中葉の位置まで進展しているくらいですから，むしろ肺容量は大きくなっています。では，先ほどの造影CTの1個上のスライス（図6）をみてください。先の血管の連続と思われるこの血管陰影（②↙）はどうみえますか。

　竹内　そのまま右肺動脈につながっているようにみえるので，肺動脈で間違いないと思います。

　川崎　その通りです。そうすると，肺動脈の隣に気管支の空気像が伴行していないのは変ですね。さらに別の所見もあります。同じCTの肺野条件の冠状断と矢状断（図7ab）をみてください。腫瘤性病変以外に気になることはありますか。

　竹内　冠状断でも矢状断でも腫瘤性病変の周辺に低吸収域がみられます（↓↑）。

　川崎　そうですね。肺炎のCTはときどきみていると思いますが，肺炎で病変部の周りが低吸収域になっている症例をみたことがありますか。

　竹内　ありません。

■ 原因は気管支閉鎖

　川崎　ではここまでをまとめてみましょう。腫瘤性病変があります。肺炎らしいのになかなかよくなりません。造影CTでは辺縁に造影効果がないので肺膿瘍らしくありません。内部にも造影効果はみられません。中に肺動脈がありますが隣に気管支の空気像はみえま

せん。周囲には低吸収域があります。さて，これだけのヒントで，何か思いつく疾患はありますか。

　秋山　肺分画症ですか？

　川崎　違います。難問でしたかね。これは気管支閉鎖という先天性の疾患です。気管支が途絶しているため，その先にある肺には正常な経路では空気が入りません。空気は隣接する肺からの側副換気（collateral ventilation）で入ります。このような肺ではair trappingになっているので，CTでは低吸収域になりますが，そこに感染が起きると今度は高吸収域になります。しかも順行性には出入りできないので，病変部の分泌物は溜まりやすいはずです。ということで，気管支閉鎖に伴って起こる肺炎では異常陰影が治りにくいのです。

■ 気管支閉鎖の診断法

　川崎　気管支閉鎖を疑った場合にどうすれば診断できるか説明しましょう。かなり難しいので，しっかりついてきてください。基本は気管支の伴行しない肺動脈を見つけ出すことです。まず，肺動脈造影（図8）と気管支造影（図9）を行い，病変部の分岐，本例では右上葉の分岐を対比させます（図A）。そうすると，上葉支の3本はすべてそろっているようにみえます。次に大動脈造影（図10）を行い，造影CT矢状断（図11）と対比させます（図B）。大動脈造影では細かな血管を介して肺内に流入する1本の血管（①↓）がみつかり，そ

の流れ具合からこれが肺動脈であることがわかりました。さらに，この血管は造影CTで腫瘤状陰影の中にみえる肺動脈（②↓）と一致していました。次に，この血管を肺動脈造影と対比させると（図C），この血管は肺動脈造影では描出されていないことがわかります。そこで，支配領域を含めて考えると，肺動脈造影でみえるA^3は実はA^3aで，大動脈造影でみえる肺動脈がA^3bということになります。最後に，それを気管支造影（図9）と対比させると（図D），A^3bに伴行するはずの気管支B^3bが欠損していることがわかります。これでやっとB^3bの気管支閉鎖と診断できました。ついてこれましたか？

肺動脈A^3bはもちろん肺動脈の本幹とつながっていますが，肺動脈造影（図8）ではみえず，大動脈造影（図10）でしかみえません。なぜでしょう。ヒントは圧の違いです。

竹内 この血管の領域は硬いということですか？

川崎 硬いというか抵抗が大きいのです。この血管の領域は抵抗が大きいので肺動脈の圧では流れず，大動脈系からの圧でやっと流れるということなのでしょ

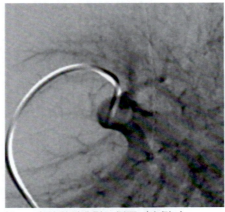
図8　右肺動脈造影：側面（症例1）

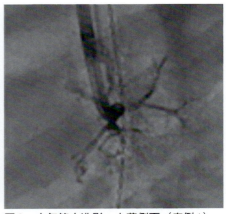
図9　右気管支造影：上葉側面（症例1）

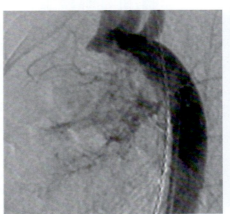
図10　大動脈造影：側面（症例1）

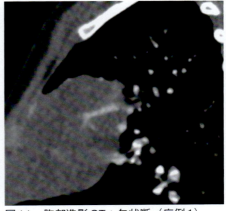
図11　胸部造影CT：矢状断（症例1）

う。肺動脈造影だけをみたのでは（図A），気管支閉鎖は診断できないことがあるということです。

当院では今もこのような検査を行って気管支閉鎖を診断していますが，世の中ではこうした検査は行われていません。どうして今ごろ気管支造影を？　どうし

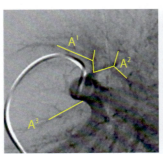
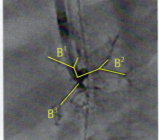

図A：右肺動脈造影 側面＋右気管支造影 上葉側面（症例1）

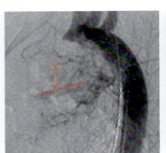
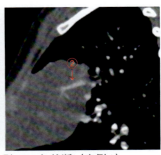

図B：大動脈造影 側面＋胸部造影CT 矢状断（症例1）

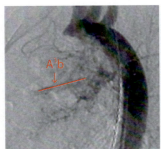
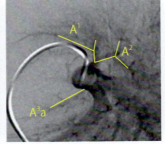

図C：大動脈造影 側面＋右肺動脈造影 側面（症例1）

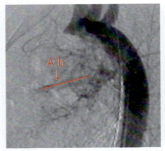
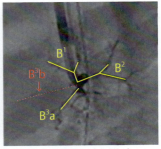

図D：大動脈造影 側面＋右気管支造影 上葉側面（症例1）

第3章

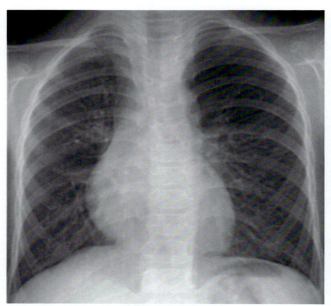

図12　胸部X線正面写真（参考症例1）

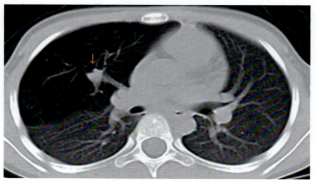

図13　胸部CT（参考症例2）

てAOG（大動脈造影）まで？　CTがあればそんな必要はないでしょう，などと言われます。では，そこまで検査しないでどうやって診断するのでしょう。病理検査がある？　これが実はかなり大変で，言うは易く行うは難しなのです。ですから当院では今後も続けていくつもりです。いずれ本当にしなくてもいいようになるとは思いますが。

■ 気管支閉鎖の典型的な画像

川崎　ここで，感染がない無症状のときの気管支閉鎖はどうみえるか，典型像をおみせします。まず，この単純写真（図12）を読んでください，秋山先生。

秋山　立位正面で，吸気相です。少し左前になっていて，縦隔陰影が少し右に寄っています。左上肺野の透過性が亢進しています。

川崎　正解です。気管支閉鎖の典型的な写真では過膨張と言いますか，透過性亢進がみられます。先ほど言ったように，その領域では正常な換気がなくcollateralでしか換気できないので，空気の出入りは自由ではありません。入った空気は出にくい，つまり

air trapping機構が働いて過膨張になります。そのため，病変部の内圧は高まり，ふつうの肺動脈圧では血液が流れにくくなります。そのことと肺が伸展されることから，その領域の血管陰影はかなり乏しくなり，透過性が亢進するというわけです。

別の症例のCT（図13）です。気管支閉鎖の典型的なCTです。

秋山　右上葉は全体的に低吸収域で，その内部の血管陰影は非常に乏しくなっています。気管支はみえません。血管陰影が乏しい割には，大きな高吸収域（↓）があります。

川崎　そう，これが血管陰影とすればかなり大きいですね。何だと思いますか，竹内先生。

竹内　末梢抵抗が高いので血液を送り出せないで，そこに溜まっているのでしょうか。

川崎　気管支閉鎖では気管支が途絶していますが，そこから先の気管支は全くないわけではなく，病変部の中にも気管支はあります。そして，病変部の一番中枢側の気管支の内腔には，末梢から運ばれてきた気道分泌物が貯まって塊のようになることがあります。これがbronchial mucoceleと呼ばれるもので，単純写真やCTでは結節影としてみられます。これも気管支閉鎖の特徴的な画像所見です。

ということで，今日は繰り返す肺炎と気管支閉鎖について考えてみましょう。

> **症例1のポイント**
> 気管支閉鎖では腫瘤状の肺炎像を呈することがある。CTでは造影効果がなく，内部に気管支を伴わない肺動脈があり，周囲に低吸収域を伴う所見がみられる。

症例2　3歳と7歳で同じ部位に肺炎
● 7歳：女児

川崎　症例は7歳の女児です。3歳で1回目の肺炎になり，4年後にまた同じ部位に肺炎を起こしたということで紹介されました。1回目の肺炎では異常陰影の改善が悪かったため，約2ヵ月間入院したそうです。まず，1回目の肺炎時の画像（図14，図15）からみていきましょう。竹内先生，どうぞ。

竹内　図14はほぼ正面で，やや呼気相です。左中肺野に濃度上昇を認め，その内部にair bronchogramはありません。Volume lossは明らかではありません。側面の図15では中肺野背側に濃度上昇があります。病変部は下葉でしょうか。これだけでは肺炎か肺膿瘍かの区別はできませんが，前の症例と同じように円形肺炎にみえます。

川崎　たしかに丸くみえますね。肺炎の診断で抗菌

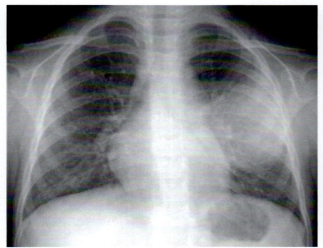

図14　胸部X線正面写真（症例2）3歳：1回目の肺炎時

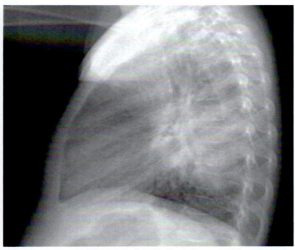

図15　胸部X線側面写真（症例2）3歳：1回目の肺炎時

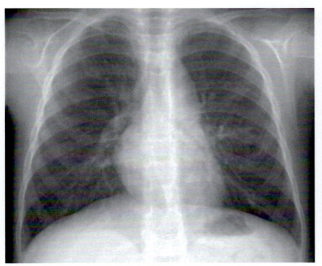

図16　胸部X線正面写真（症例2）3歳：2ヵ月後

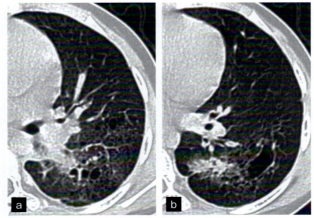

図17ab　胸部CT（症例2）3歳：2ヵ月後

薬による治療が行われましたが，すっきり治らず，結局2ヵ月かかってしまいました。退院するときの写真が図16です。

竹内　ほぼ正面で，吸気相です。前回左中肺野に認められた濃度上昇は改善しています。

川崎　先生はもうこれでよしとしますか。

竹内　今まででしたら，肺炎が改善しましたと言って終わりにすると思います。

川崎　普通はそうかもしれませんね。しかし，今は別の目を持っています。ちょっとズルですが，肺炎を繰り返したことを知っている目でみてください。

秋山　肺炎のあった肺野に透過性が亢進している部分があります。

川崎　そうですね。実は治療に長くかかったのでCTも撮られていました（図17）。

秋山　左上葉に囊胞性病変が散在しています。囊胞性病変の周りも正常とは言えません。

川崎　そう，病変は上葉にありました。前の例と同じですね。まず目につくのが囊胞ですが，その周囲にも低吸収域があります。囊胞は単純写真でもみえていました。経過も長かったので，「普通の肺炎ではないな。フォローしよう。」と思うことが大切です。

■ 4年後に2回目の肺炎

川崎　4年後，7歳でまた肺炎になったときの単純写真が図18です。どうですか。

竹内　正中での撮影で，吸気相です。前回と同じ左中肺野に濃度上昇を認めます。その内部に囊胞性病変が複数認められます。

川崎　そうですね。抗菌薬で治療したところ図19まで改善しました。

竹内　濃度上昇は改善しましたが，まだ何となく異常があるようにみえます。やはり部分的な透過性の亢進と線状陰影があるようです。

川崎　同じ部位に2回目の肺炎が起きたので当院に来られました。そのときのCTが図20です。冠状断と矢状断（図21ab）も一緒に読んでください。

竹内　左上葉に囊胞性病変があり，その周辺も正常にはみえません（↑↓→）。

第3章

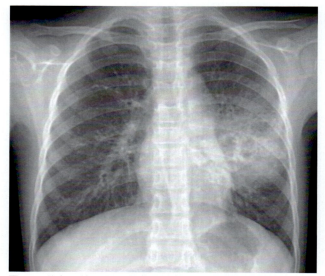

図18　胸部X線正面写真（症例2）7歳：2回目肺炎時

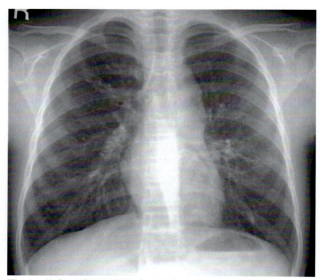

図19　胸部X線正面写真（症例2）7歳：5ヵ月後

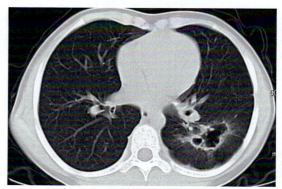

図20　胸部CT（症例2）7歳：5ヵ月後

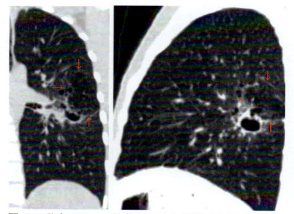

図21　胸部CT：a＝冠状断，b＝矢状断（症例2）同前

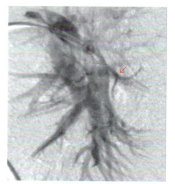

図22　肺動脈造影　側面（症例2）

| 症例3 | 同じ部位の肺炎を3回繰り返す
●3歳：女児 |

川崎　次は肺炎を3回繰り返した女児です。3歳のときに1回目の肺炎（図23）を起こしました。

秋山　ほぼ正面で，やや呼気相です。右中下肺野に濃度上昇を認めます。その内部に air bronchogram

川崎　囊胞を含む低吸収域がありますね。そこで気になるのが気管支閉鎖です。精密検査を行いました。細かな内容は省略しますが，やり方は前の症例と同じです。結果として（図22），気管支の伴行しない肺動脈 A^2（↙）があり，B^2 の気管支閉鎖と診断しました。治療はこの部位を含む肺葉切除です。

　　　　　　症例2のポイント

同じ部位に繰り返す，あるいは改善に難渋する円形肺炎では，肺炎軽快後にCTを行ってみる。囊胞や低吸収域が残存していれば気管支閉鎖を考える。

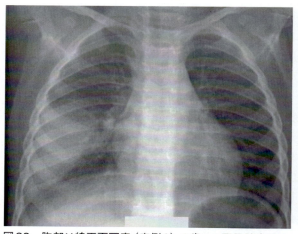

図23　胸部X線正面写真（症例3）3歳：1回目肺炎時

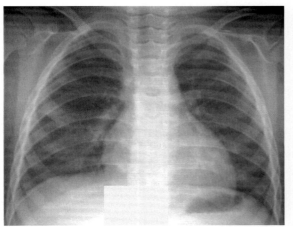
図24　胸部X線正面写真（症例3）3歳：1回目肺炎改善時

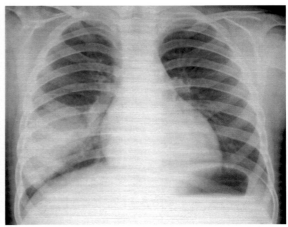
図25　胸部X線正面写真（症例3）4歳：2回目肺炎時

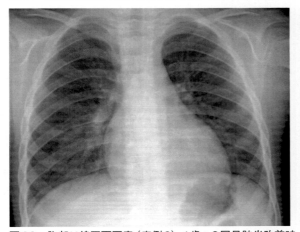
図26　胸部X線正面写真（症例3）4歳：2回目肺炎改善時

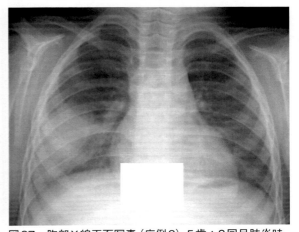
図27　胸部X線正面写真（症例3）5歳：3回目肺炎時

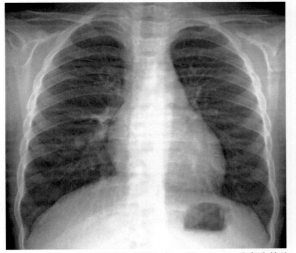
図28　胸部X線正面写真（症例3）5歳：3回目肺炎改善後

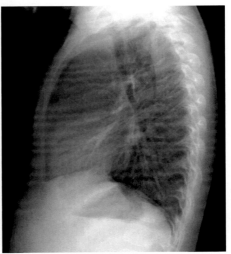
図29　胸部X線側面写真（症例3）同前

はありません。Volume loss はなさそうです。

川崎　そうですね。肺炎と診断され，抗菌薬を投与されてよくなりました。治ったときの写真（図24）をみてどうしますか。先入観なしで言えば。

秋山　ほぼ正面で，やや呼気相です。右中下肺野の濃度上昇は改善していますので，普通に退院していただくと思います。

川崎　これで変だと思う人はまずいないでしょう。

しかし，4歳になってまた肺炎になりました（図25）。

秋山　1回目の時と同じ部位に濃度上昇を認めます。内部に air bronchogram はありませんし，volume loss もなさそうです。

川崎　このときも同じように抗菌薬治療で治りました。その時の単純写真（図26）はどうですか。

秋山　濃度上昇は改善しました。今回も普通に退院していただきます。

第3章

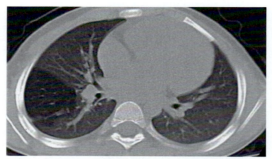

図30　胸部CT（症例3）5歳：3回目肺炎改善後

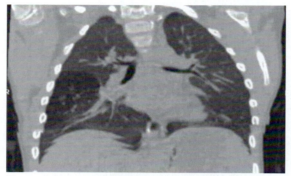

図31　胸部CT：冠状断（症例3）5歳：3回目肺炎改善後

川崎　しかし，また1年後に3回目の肺炎になりました（図27）。どうですか，竹内先生。

竹内　1回目，2回目と全く同じ所見です。

川崎　3回目の肺炎が治ったときの単純写真が図28，図29です。

竹内　濃度上昇は改善しています。しかし，3回も同じ部位に肺炎を繰り返したので，基礎疾患がないかどうか，CTを撮って調べたいと思います。

川崎　CTの軸位断（図30）と冠状断（図31）があります。これはどうですか，秋山先生。

秋山　右下葉内に区域性に境界明瞭な低吸収域を認めます。その内部の血管陰影は少し乏しいようです。bronchial mucocele はみられませんが，気管支閉鎖が疑われます。

川崎　すっかり誘導されていますね。すみません。このときもしっかり検査して，B^8亜区域の気管支閉鎖と診断して，右下葉切除を行いました。

症例3のポイント

同じ部位に肺炎を繰り返す症例では，一度は軽快時にCTを行ってみる。単純写真だけでは異常所見を指摘できないことがある。

症例4	同じ部位の肺炎を3回繰り返す ●8歳：男児

川崎　最後も同じ部位に肺炎を3回繰り返した症例です。3歳のときに1回目の肺炎（図32）を起こしました。

竹内　左下肺野に濃度上昇を認めます。横隔膜とのシルエットサインが陽性です。心陰影とは陰性なので，病変部は左下葉と思います。

川崎　肺炎の治療が行われて改善しました（図33）。

竹内　濃度上昇は改善しました。特別な所見はなさそうです。

川崎　そうですね。これで何かの異常を疑うほうが不自然です。その4ヵ月後に2回目の肺炎を起こしました（図34）。

竹内　1回目と同じく左下肺野に濃度上昇を認めます。1回目より軽いような印象です。

川崎　このときは外来治療で軽快しました（図35）。そして5年後，3回目の肺炎を起こしました（図36）。

竹内　左下肺野に濃度上昇を認めます。やはり初回より軽そうです。しかし，3回目なのでCTを撮って調べたいと思います。

川崎　肺炎時のCTがあります（図37）。秋山先生，どうぞ。

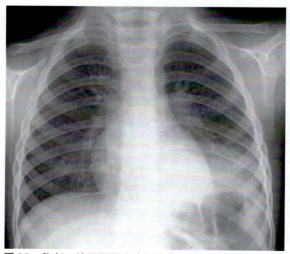

図32　胸部X線正面写真（症例4）3歳：1回目肺炎時

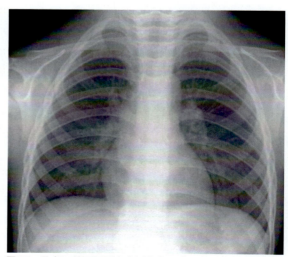

図33　胸部X線正面写真（症例4）3歳：1回目肺炎改善時

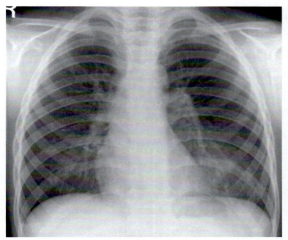

図34　胸部X線正面写真（症例4）3歳：2回目肺炎時

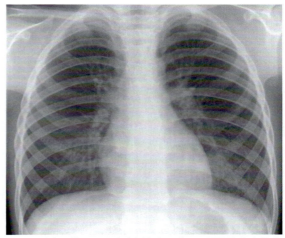

図35　胸部X線正面写真（症例4）3歳：2回目肺炎改善時

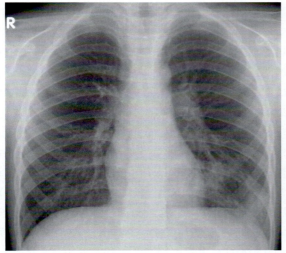

図36　胸部X線正面写真（症例4）8歳：3回目肺炎時

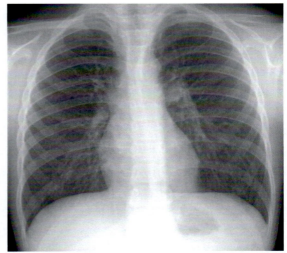

図38　胸部X線正面写真（症例4）8歳：3回目肺炎改善後

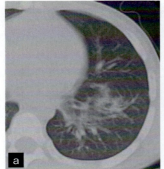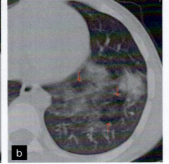

図37ab　胸部CT（症例4）8歳：3回目肺炎時

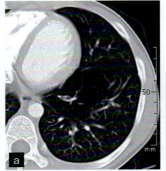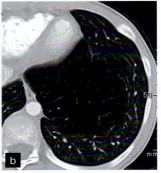

図39ab　胸部造影CT（症例4）8歳：3回目肺炎改善後

秋山　左下葉に高吸収域があります．その周囲には低吸収域（↑↓）もあるようにみえますが．

川崎　ちょっとわかりにくいかもしれませんが，高吸収域と低吸収域が混在しているようです．今回も治療してよくなりました（図38）．さらに，CTでも確認するために再検しました（図39）．秋山先生，どうですか．

秋山　左下葉に境界明瞭な低吸収域がみられます．今度ははっきりわかります．

川崎　そうですね．低吸収域をはっきりみるためには，肺炎が治ったときのCTのほうがわかりやすいということです．診断はB^8亜区域の気管支閉鎖で，左下葉切除術を行いました．

　症例4のポイント　
同じ部位に肺炎を繰り返す症例にCTを行う場合には，肺炎が軽快した時期のほうがよい．肺炎時には高吸収域によって真の病像がわかりにくくなる．

第3章

ディスカッション〜まとめ

川崎 それでは今日の復習をしましょう。まず，比較的はっきりとした辺縁を持つ肺炎像が同じ部位に繰り返しみられる場合には何が重要ですか，竹内先生。

竹内 基礎疾患がないか疑う目です。

川崎 どの時点でどうすればいいですか，秋山先生。

秋山 治ったときの単純写真をみて，本当に治ったかを確認します。

川崎 そうですね。単純写真だけではわからず，CTになる場合もありますが，とにかく治ったときの写真が重要です。入院時の写真が1枚あって後は写真なしという症例は，当院でもときどきみられます。肺炎を繰り返さなければそれで結果オーライというわけですが，末梢の肺野にはっきりとした濃度上昇がある場合には，少なくとも1枚撮ってから退院してもらうほうがよいでしょう。気管支炎やウイルス性肺炎では必ずというわけではありませんが。では，治った時の単純写真があったら何に注目しますか，秋山先生。

秋山 透過性亢進があるか，血管の走行が不自然ではないか，囊胞があるかなどです。

川崎 そうですね。そして，もし気管支閉鎖を疑ったら次にどうしますか。

竹内 造影CTを行って，病変部に低吸収域があるか，血管陰影はどうか，bronchial mucocele のような高吸収域があるかです。

川崎 すばらしい。二人ともよくできました。単純写真ではすっかりよくなっているようにみえても，本当に治っているかを一度はCTで確認することが大切です。CTで，肺炎になった部位が低吸収域になっている，囊胞がみられる，肺血管陰影が乏しい，中枢側の肺動脈に伴行する気管支がみえない，中枢側に結節影がある，つまり bronchial mucocele が疑われるなどの所見があれば気管支閉鎖を疑います。とくに bronchial mucocele は有力な所見で，低吸収域の中枢側にこれがみられるだけで気管支閉鎖を強く疑います。bronchial mucocele がわからない場合には，どうしても精密検査する必要があります。治療ですが，気管支閉鎖では病変部を含む肺を切除するしかありません。

竹内 繰り返す肺炎の基礎疾患で一番多いのは気管支閉鎖ですか？

川崎 違います。

秋山 手術に持っていく前に抗菌薬の予防内服をしますか？

川崎 気管支閉鎖の可能性が高いと判断したら，手術までの間は必ず抗菌薬の予防内服を行っています。もし待機中に肺炎を起こしたら，手術が延期になってしまうからです。

竹内 今日は3歳のときに1回目の肺炎を起こした症例が多かったのですが，乳幼児のときに肺炎を繰り返しやすいということですか？

川崎 そういえば今日の症例は4人とも発症が3歳でした。偶然ですかね。乳幼児が肺炎を起こしやすいのは確かです。でも，2回目，3回目となると1年後だったり5年後だったりと様々です。気管支閉鎖があると肺炎になりやすいかどうかはよくわかりません。病変部は正常な気管支と交通していないので，病原菌は届きにくいはずです。しかし，いったん入って感染を起こしてしまったら治りにくいでしょうし，ルートができてしまうのか，その後は繰り返しやすいと思います。

乳幼児が肺炎を繰り返すことは，気管支閉鎖でなくてもときどきみられますね。気管支閉鎖を疑うのは，今回の症例のように，末梢の同じ肺野に比較的大きな consolidation を繰り返す場合です。肺炎が落ち着いてからCTを撮るとよいでしょう。もちろん単純写真で異常がみつかればなおさらです。

今回取り上げたような気管支閉鎖は，実はその病像の一部です。気管支閉鎖にはさまざまな病像があって，大きく違った画像を示すことがあります。その代表がCCAMや肺分画症です。これらの疾患の原因も気管支閉鎖の可能性が高く，いま当科で一生懸命調べているところです。以上です。

【関連文献】
・単行本『明解 画像診断の手引き／小児呼吸器領域編／監修：森川昭廣，筆者：川崎一輝，望月博之』（国際医学出版 2006年発行）
・単行本『明解 画像診断の手引き／小児呼吸器領域編2—より実践的に—／筆者：川崎一輝，望月博之』（同上2011年発行）

（2014年2月初出）

第4章
ヒトメタニューモウイルス感染症の画像

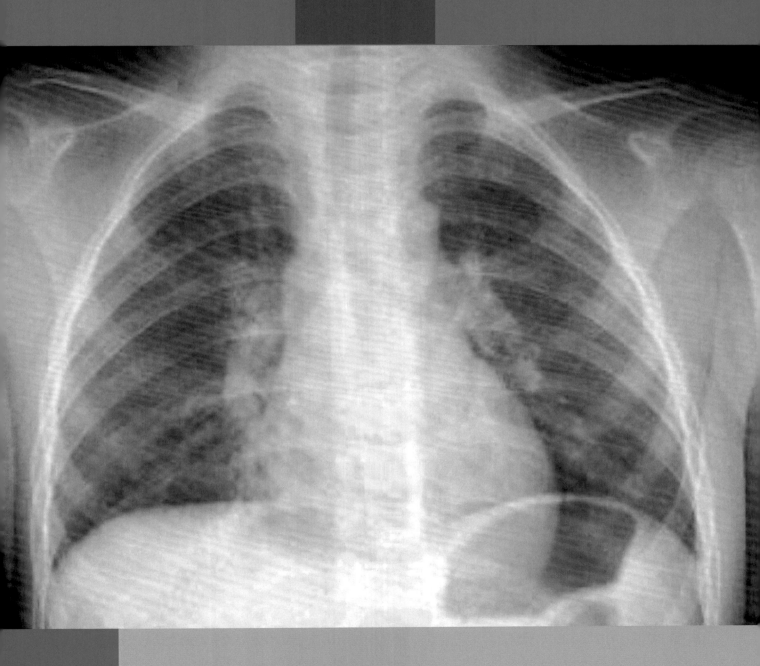

望月 博之
＋
丹羽 徹・柳町 徳春・田端 秀之
＋
山崎 千波

第4章

ヒトメタニューモウイルス感染症の画像

　小児のウイルス性の呼吸器感染症のうち，5 ～ 10%はヒトメタニューモウイルス（human metapneumovirus: hMPV）が原因と言われています。hMPVは発見されてからまだ十数年ということもあり，hMPVによる肺炎・気管支炎の疫学・臨床症状・画像の特徴などについてはまだそれほど浸透していませんが，乳幼児では重症化することも報告されておりますので注意を怠れません。そのような状況下，迅速診断キットに今年（2014年）1月1日から保険点数が付きましたので，小児の呼吸器感染症の診断を行う上で，大変，有利になりました。

　今回は，年少児のhMPV感染症に注目し，その胸部X線写真の特徴を理解するために，同年代の年少児の他の感染症の胸部X線写真と比較，検討する機会を設けました。特に，類縁のウイルスであるRSウイルス感染症との比較は興味深いと思いましたので，ページを割いております。hMPVの疫学，鑑別診断，臨床症状，治療方法についても討論したいと思います。

望月（司会）　本日は，ヒトメタニューモウイルス（hMPV）感染症の画像所見の特徴についてディスカッションしたいと思い，hMPVと診断された乳幼児の症例の胸部X線写真を準備しました。東海大学医学部専門診療学系小児科学の田端秀之先生，山崎千波先生，東海大学医学部専門診療学系画像診断学の丹羽徹先生，柳町徳春先生にお集まりいただきましたので，読影を進めていきたいと思います。まずhMPV感染症の6例を検討した後，同年代の年少児のRSウイルスによる感染症，マイコプラズマによる感染症の胸部画像との比較・検討を行ないたいと思います。症例紹介を田端先生に，読影を山崎先生にお願いいたします。丹羽先生，柳町先生には，どしどしご助言，ご追加を賜りたいと存じます。

　個々の症例の検討の前に，田端先生より，hMPVとはどんなウイルスなのか，その概要について紹介していただきたいと思います。

1　ヒトメタニューモウイルスとは

■ 臨床症状はRSウイルスと類似

田端　ヒトメタニューモウイルス（以下hMPV）は2001年にオランダの研究グループ（van den Hoogenら）によって発見された，パラミクソウイルス科の1本鎖RNAウイルスです。hMPVはRSウイルスと遺伝子が類似しているだけなく，臨床症状もよく似ていると言われます。hMPVには2つのグループと2つの

サブグループ（A1，A2，B1，B2）があり，ウイルス表面にはRSウイルスと同じようにF蛋白，G蛋白，また，SH蛋白などが存在しています。血清中に存在するhMPVに対する抗体は，そのうちのF蛋白に対する抗体です。RSウイルスよりIFN α を強く誘導すると報告されていますが，それ以外のサイトカイン／ケモカインの産生誘導はRSウイルスより弱いと考えられています。ヒトへの感染は飛沫感染，手指を介した接触感染，鼻粘膜への感染により成立すると言われます。潜伏期は4～6日で，ウイルス排泄は1～2週間です。

望月　興味深いのは，hMPV感染症の好発年齢は1～2歳がピークであることですね。RSウイルスは6ヵ月前後にピークがありますが，hMPV感染症は1歳未満は少なく，5歳までにほとんどが罹患すると推測されています。

田端　hMPV感染症のほぼ全例に高熱，湿性咳嗽がみられ，喘鳴を伴うことが多いようです。hMPV感染症の流行時期は3～6月です。

望月　咳嗽だけでなく，喘鳴が起こりやすい点は，これからの議論でも取り上げたいと思います。RSウイルスとhMPVの流行時期を比べますと（グラフ参照），hMPVはRSウイルスのいない時を狙ってくるのではないかというくらい見事に分布が異なっています。これは鑑別に役立つ情報と言えるでしょう。事実，大流行するウイルスはお互いに敬遠し合うと言いますが，宿主のインターフェロン産生や抗体産生による防御の隙をついて，感染を引き起こすのでしょう。ライ

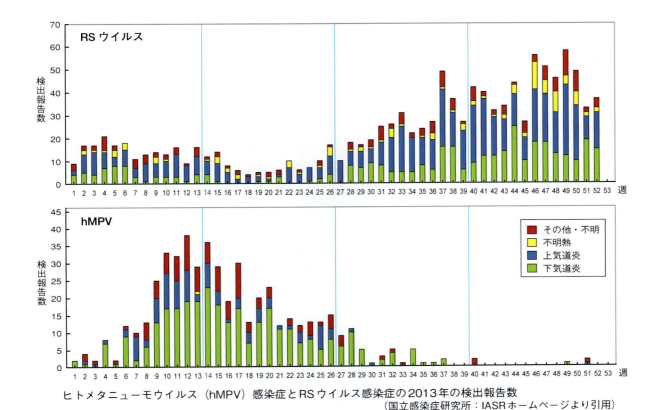

ヒトメタニューモウイルス（hMPV）感染症とRSウイルス感染症の2013年の検出報告数
（国立感染症研究所：IASRホームページより引用）

ノウイルスやアデノウイルスの流行時期もそれぞれありますので，免疫の弱い低年齢の小児は1年中風邪を引いていることになりかねません。いずれにしても，乳幼児のhMPV感染症は，高齢者，免疫不全患者と同様，重症化する危険がありますので，出来るだけ早い診断が望まれます。

それではhMPVの症例に進みたいと思います。

2 hMPV感染症の症例検討

症例1　hMPV感染症—1　　　1歳7ヵ月：女児

田端　2月上旬に咳嗽が出現し，その2日後から発熱を認め，喘鳴も出現するようになり近医を受診した1歳7ヵ月の女児です。発熱4日目に入院し，5日間

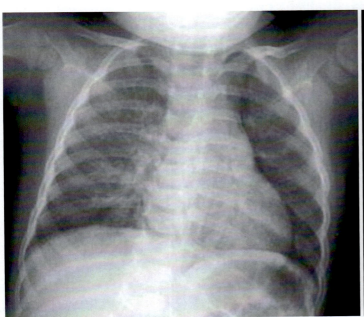

図1　胸部X線正面写真（症例1：hMPV感染症—1）[p44注解図参照]

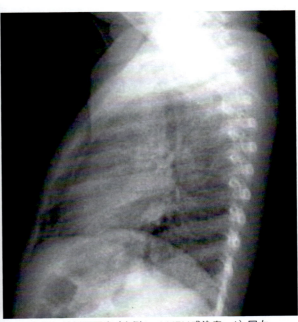

図2　胸部X線側面写真（症例1：hMPV感染症—1）同左

第4章

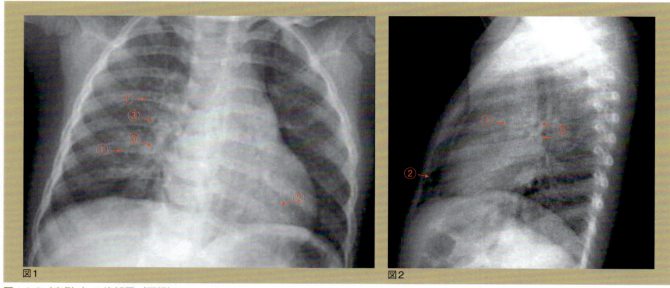

図1 & 2（症例1）の注解図（再掲）

入院しました．酸素投与を要しています．発熱は5日間続きましたが入院2日目以降は解熱し，咳嗽は7日間続きましたが退院時には消失していました．入院時のインフルエンザ迅速検査は陰性で，hMPV抗原の迅速検査は陽性でした．血液検査では，白血球数は11,900/μLで好中球69.8％，リンパ球23.2％と好中球が優位，CRPは3.73mg/dLと軽度の上昇を認めています．

望月 やや頑固な咳嗽，発熱に加え，喘鳴がみられたことが特徴ですね．入院されたので胸部X線写真が撮られています．それでは山崎先生，小児の胸部画像を読影するときの注意点をおさえながら，入院時の正面写真（図1）を読んでください．

山崎 正面，立位で撮られた写真です．右第9肋骨が横隔膜の高さにきていますので吸気時に撮影できていると考えます．心陰影が大きく，やや左側にシフトしているのは少し左前の斜位で撮られたためと考えます．

望月 そうですね．ローテーションがあるとそうなります．しかし，子供さんの場合は撮り直しが難しいので，そこを差し引いて読み進めてください．

■ **右の肺門陰影が増強し，輪切り状の陰影が目立つ**

山崎 肺野の所見では，やはりローテーションの影響もあると思われますが，右肺は全体的に透過性が低下しているようにみえます．肺門部を中心に顆粒状と言いますか，淡い浸潤影があるようにみえます（①→）．air bronchogramがみられます．

望月 そうですね．さらに，画像上の明確な点を確認しましょうか．

山崎 右の心陰影は第1弓，第2弓がシルエットアウトしています．

望月 ここは確かに顆粒状の陰影という感じですが，柳町先生はどのように表現しますか．

柳町 はっきりした濃厚陰影ではないということですね．右肺門から下肺野にかけて透過性が落ちていて，肺血管が不明瞭になっています．

望月 それでは左の肺野はどうですか，山崎先生．

山崎 左は心陰影も横隔膜も明瞭にみえていると思います．

望月 心臓の後ろS^{10}の部分に，大きい影ではありませんが陰影があるようにみえませんか（②↙）．air bronchogramがあるとするのは無理でしょうか．田端先生はどのように読みましたか．

田端 右肺野の含気は全体的に悪くみえますが，横隔膜の高さからしても右肺のvolumeが減少している印象は受けませんので，ローテーションの影響で右肺が透過性低下してみえているように考えます．肺門部については右側が目立つと思います．

望月 左前のローテーションがあると，右の肺門部の血管影，気管支影が強調されますね．無気肺があれば横隔膜が上がりますが，この症例はそうではないですね．私から付け加えたい所見とすれば，末梢に気管支の丸い断面（③↘）が意外と沢山見えているのがショッキングで，引っかかりました．特に右下肺野，左上肺野です．丹羽先生はいかがですか．

丹羽 私も最初にその陰影が気になりました．正常では，気管支はあまり写らないと思いますが，気管支周囲から陰影が少し目立ってみえる印象です．

望月 この写真では，気管も気管支も，気管支周囲の組織に異常があるようにみえます．肺門部に顆粒状陰影が広がっているのは，全体に気管支壁が厚いせい

ヒトメタニューモウイルス感染症の画像

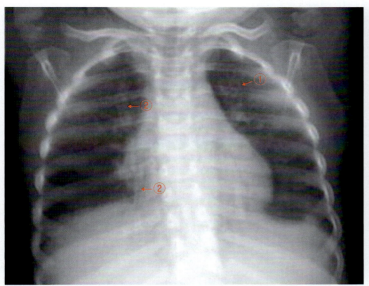

図3 胸部X線正面写真（症例1：hMPV感染症—1）症状改善後

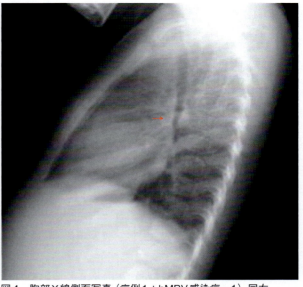

図4 胸部X線側面写真（症例1：hMPV感染症—1）同左

かなとも考えてしまいます。

柳町 肺血管の輪切りも目立ってみえているかもしれませんね。

望月 では，次に側面像（図2）を読んでください。

山崎 肺門部の陰影が明らかです（①→）。

望月 こちら（②→）は含気の亢進がみられる気がします。ちょっと横隔膜に食い込んでいるような。深読みするのはよくないですが，喘鳴が聴取されている方ですので，左肺が明るかったのは含気が亢進しているためかという気がしました。それより，肺門部に陰影があることが問題ですね。また側面写真でも心臓の後に先ほどの輪切りのような陰影がありますね（③←）。

■ 症状改善後も輪切り像が残存

望月 続いて，喘鳴，咳嗽，発熱といった症状が改善してから9日後に撮った写真をみていただきます。まず正面写真（図3）はいかがですか，山崎先生。

山崎 やや下から撮っているからでしょうか，横隔膜のラインがやや平低化し，少しハの字型にみえます。肺野は全体的に少し透過性が亢進しているようにもみえます。右の中・下肺野の陰影は改善傾向にあると思います。

望月 気管支の輪切りのような陰影はどうですか。

山崎 左上にまだ残っています（①←）。

望月 まだ，みられますね。では，右肺野で縦に見える線状の陰影は何でしょうか（②←）。これはスキンホールドとかそういうものではなくて，気管支でしょうか。

柳町 上肺野でも下肺野でも索状の陰影ですね。透亮像は拡張した気管支でしょう。

望月 そうですね。9日目でもまだ異常所見が残っているので驚きました。やはり，症状がよくなったとしても，まだ何らかの炎症が残っていて，気管支周辺の浮腫が画像上，残っているのではないかと思います。側面写真（図4）でも同じように気管支壁の厚さが強調されているようですね（→）。

この症例では喘鳴が聴取されたということは，気管支の狭窄があったということになります。喘息に特徴的な病態ですが，1歳前後の幼児には喘息様気管支炎という臨床診断名があります。もしかするとhMPVはそれを起こしている主要なウイルスかもしれないと考えられます。この症例では気管支壁が厚くなっている印象がありますので，喘息発作時の気管支平滑筋の収縮によるものとは機序が異なるかもしれません。そのことを頭に入れておいて，次からの症例をみて行きたいと思います。

> **症例1のポイント**

hMPVの感染により，発熱，咳嗽，喘鳴がみられ，入院治療を必要とした幼児の症例を紹介した。胸部単純X線写真から気管支肺炎の所見がみられたが，特に右の肺門部に，気管支の壁肥厚，ならびに気管支周囲の陰影の増強が認められた。

| 症例2 | hMPV感染症—2 | 3歳5ヵ月：男児 |

田端 4月に39℃の発熱と同時に咳嗽が出現し，自宅近くのクリニックでエリスロマイシン（EM）を処方されましたが，解熱しないということで検査の後，入院されました。発熱は合計5日間続き，咳嗽はそれよりも2日長く7日間続きました。入院時の血液検査所見は，白血球数は5,300/μLで好中球60.5％，リン

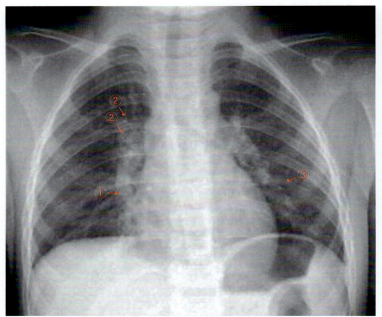
図5 胸部X線正面写真（症例2：hMPV感染症─2）

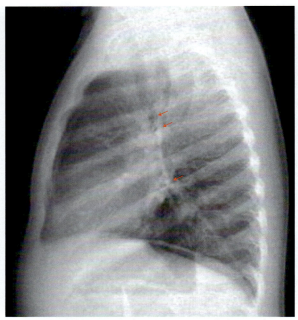
図6 胸部X線側面写真（症例2：hMPV感染症─2）

パ球32.8％，CRPは0.41mg/dLでした．迅速抗原検査でhMPVが陽性でした．

望月 このようにウイルス感染症では白血球数が減少し，CRPもあまり上昇しないこともありますね．症例1ではどちらも上がっていました．hMPVでは他のウイルスや細菌との混合感染，重感染の報告もみられます．それでは山崎先生，正面写真（扉＆図5）を読んでください．

■ 肺門から末梢にかけて気管支周囲に病変が広がる

山崎 立位で正面から撮影されていますが，鎖骨の位置から少し前屈みになっていると思われます．横隔膜は第8～9肋骨間にありますので，しっかりした吸気ではないように思われます．CPアングルは両側ともにシャープです．両側の肺門部が強調されていて，浸潤影がみられます（①→）．この症例でも右の第2弓がシルエットアウトしています．気管支壁に関しては，リング状の陰影が目立つと思います（②↘）．

望月 他に何かありますか．

山崎 横隔膜は本来右の方が高いですが，左側が高く見えます．

望月 そうですね．最大吸気をしていないかもしれませんが，右の横隔膜が平坦なのは異常なのかもしれないという推測が立ちますね．

柳町 両側とも肺動脈が太く，上肺野が目立ってみえますが，それは呼吸のタイミングのせいでしょうか．

丹羽 さきほど壁と指摘されたところ（②）は，壁というよりは，形が丸いので輪切りの血管のようにみえますね．

柳町 私も血管のようにみえます．症例1とそこが少し違うと思います．

望月 通常，ウイルス感染では陰影は両側，左右対称のイメージがありますが，この症例では下肺野については右側の陰影，中肺野では左側の陰影が強調されていると思います．気になるのは左の肺門部から陰影が帯のようになって続いているところです（③↙）．肺門部に強く，さらに末梢に広がっていく陰影は，hMPVの特徴ではないかと思われます．症例1よりはっきりしていませんが，本例でも気管支周辺には浸潤影があるようです．

では，側面写真（図6）を読んでください．

山崎 やはり肺門，気管壁の肥厚が強いです．

望月 そうですね．リング状の壁が強調され（↙），浸潤影もみられますので全体に気管支肺炎という診断が適切であるようです．ウイルス性の下気道炎では口側から気管支に沿って広がっていくことが指摘されています．気管支が肥厚するのはよくあることですが，それが少し過度であるところがこのhMPV感染症の特徴のように思います．

■ 退院後も気管支周囲は不明瞭のまま

望月 続いて退院後の写真です（図7，図8）．

山崎 正面写真（図7）では全体的に改善を認め，まだ右下肺野には陰影が残っています．

望月 両側ともに気管支周囲の陰影が，おそらく血管も入っていると思いますが，べったりとした影のようにみえますね．CTでよく使われる用語ですが，signet ring signのような像もあるようにみえませんか（①→）．気管支拡張症でみられる所見ですが，血管と気管は接しているので，気管が膨れると血管が宝

ヒトメタニューモウイルス感染症の画像

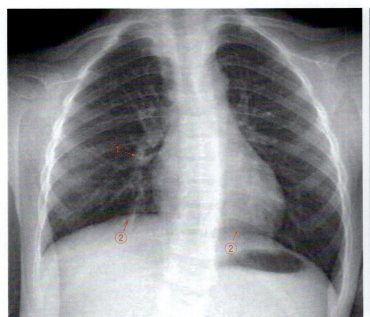

図7　胸部X線正面写真（症例2：hMPV感染症—2）退院後

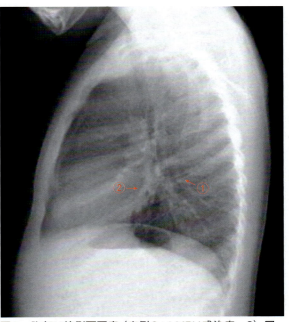

図8　胸部X線側面写真（症例2：hMPV感染症—2）同

石の指輪のようにみえるからです。少し言い過ぎですかね。

柳町　何と表現すればいいですかね，両側下肺野では気管支の走行に沿って辺縁不明瞭な索状陰影がありますね（②↑）。無気肺では辺縁はシャープになりますが，そうではなく，モヤっとしていますね。

望月　tram lineと言いたくなるように，気管支は血管と比べて腫脹しているように感じます。この患者さんは喘鳴はありませんでしたが，何らかの肺雑音はあったようです。全体的に過膨張傾向ですが，この写真は退院したときのもので症状はかなり治まっています。

では側面写真（図8）はどうでしょうか，山崎先生。

山崎　正面写真と同様に気管支周囲が濃く描出されています（①↖）。

望月　そうですね。こちら（②→）も同様で気管支周囲の浸潤影がみられますので，気管支周囲にまで炎症が及んでいて，さらに気管支壁を越えて波及しているためにこのような画像に写っていると思われます。これは通常のウイルスによる気管支肺炎の患者さんの写真ではあまりみられない所見ではないかと思います。

症例2のポイント

hMPVの感染により，発熱，咳嗽がみられている。胸部単純X線写真では，気管支肺炎の所見がみられ，気管支の肥厚，気管支周囲の浸潤影は同様であるが，肺野の陰影に左右差がみられた。

症例3　hMPV感染症—3　　　　8ヵ月：男児

田端　この患者さんは5月下旬に咳，鼻汁，発熱と同時に喘鳴も出現し，これらの症状が続いたため，9日間の入院治療が行われました。発熱の持続期間は5日間で，咳嗽は症例1，症例2と同じように発熱よりも長く9日間続きました。入院時のSpO$_2$は97％と酸素化は保たれていました。白血球数は10,200/μL，CRPは1.21mg/dLで，hMPVの迅速検査は陽性でした。入院後に酸素投与が必要となり，入院5日目にはCRPが4.02mg/dLまで上昇しましたが，入院当初使っていなかった抗菌薬を使用し（アンピシリン／スルバクタム：ABPC/SBT），9日目にCRPは0.45mg/dLまで低下しました。抗菌薬投与前の鼻咽頭培養で*H. influenzae*が検出されています（+++）。

望月　では，正面写真（図9）の読影をお願いします。

■ **右下肺野に浸潤影を呈し，過膨張も疑われる**

山崎　ほぼ正面から撮影されており，横隔膜の高さは第10～11肋骨間ですので，撮影条件は適切と思います。右肺門部にはair bronchogramを伴っているようにみえる透過性低下域，浸潤影があり，第2弓がシルエットアウトしています（①←）。右上肺野にも少し透過性低下域がみえます。

望月　右上肺野にみえる少し特徴的な陰影は，空洞にみえるのでリンパ節ではないですね。右上肺野は全体的にすりガラス陰影のようになっています。田端先生から何か付け加えたい所見はありますか。

田端　8ヵ月児としては横隔膜の位置は平低化していると思います。気管支壁の肥厚のせいか，あまり肺野は透過性亢進している印象はありませんが，過膨張の印象を受けます。

望月　横隔膜は何らかの形で上から押さえつけられ

47

第4章

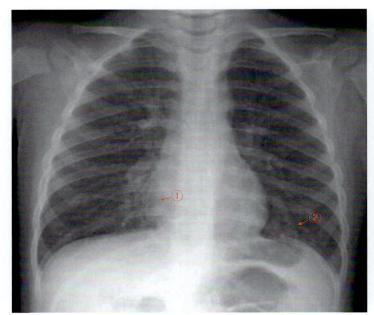

図9　胸部X線正面写真（症例3：hMPV感染症—3）

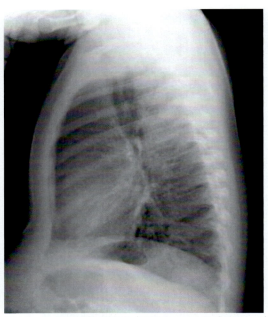

図10　胸部X線側面写真（症例3：hMPV感染症—3）

て，本来，右は肝臓があって丸くなるところですが少し平坦化していますね。喘鳴があることからも，上手く息を出せないのでしょう。この症例も右の下肺野の浸潤影が明らかで，症例1の正面写真と同じように左右差があることも興味深いですね。他に何か所見はありませんか。

丹羽　左の肺底部に網状影が目立ちます（②←）。

柳町　左の肺底部，横隔膜が一部不明瞭になっていますね。

望月　この三角形の部分は異常ですね。意外と至るところに影がありますね。

■ hMPVの混合感染，重感染について

望月　この症例で特徴的なのは，途中でCRP値が上昇し，抗菌薬が投与されたという経過です。主治医の先生は*H. influenzae*を疑ったということですが，hMPV感染症と混合感染，重感染について，田端先生はどのように考えていますか。

田端　症状としては上気道炎症状が特に強く出る印象があり，中耳炎などの細菌感染の合併例は多いと思います。

望月　最近では抗原チェックが簡便にできますので，重感染が以前より注目されてきました。重感染しやすいウイルスとして，アデノウイルス，ライノウイルス，コロナウイルス等が有名ですが，hMPVも重感染しやすいと言われており，この点もhMPV感染症の注意すべき特徴の1つだと思います。本症例の主治医は抜かりなく，抗菌薬を用いて速やかに治療したということだと思います。

では側面写真（図10）も読んでください。

山崎　やはり肺門部に陰影が強調されてみえます。

望月　そうですね。気管支肺炎と言えば，普通はもっと肺の方に浸潤していきますが，この症例では気管支周囲に炎症が留まっているような印象があります。

> **症例3のポイント**
> 1症例目と同様に，hMPVの感染により，発熱，咳嗽，喘鳴がみられている。胸部単純X線写真では右下肺野の陰影が明確で，気管支の肥厚，気管支周囲の浸潤影，さらに肺野の陰影に左右差もみられた。

症例4　hMPV感染症—4　　3歳5ヵ月：男

田端　もともと喘息と食物アレルギーの既往がある患者さんです。5月に発熱と咳嗽が出現し，発熱から3日目に喘鳴が出現し，その後増悪を認めています。気管支拡張薬の吸入を行っても改善しないので病院を受診され，喘息発作は中発作ということで入院されました。発熱は5日間，咳嗽は9日間持続しました。入院時のSpO$_2$は93％，血液検査では白血球数5,100/μLで好中球61.2％，リンパ球33.3％，単球5.3％，好酸球0％，CRPは1.79mg/dLと軽度の上昇がみられました。hMPV迅速検査は陽性で，アデノウイルス，RSウイルス，インフルエンザウイルスはいずれも陰性でした。

望月　白血球数はあまり増えず，CRPも著しい高値ではないですね。それでは写真（図11）を読んでください。

■ この症例も第2弓がシルエットアウト

山崎　正面立位の写真で，横隔膜の高さは第10～11肋骨間にあります。本例も右の肺門部に浸潤がみ

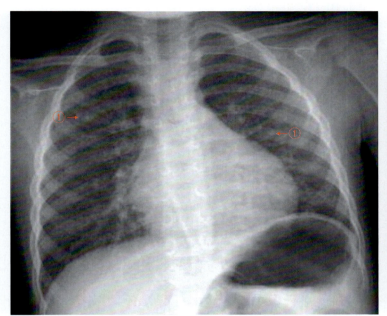
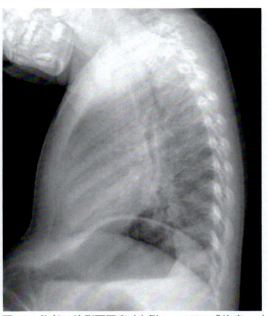

図11　胸部X線正面写真（症例4：hMPV感染症―4）　　図12　胸部X線側面写真（症例4：hMPV感染症―4）

られ，右第2弓がシルエットアウトして，肺野は全体的に淡く透過性低下している印象があります。CPアングルは両側ともにシャープです。腸管のガス像が目立っていますので呼吸が苦しくて含気の亢進があるようです。

望月　本日，提示しましたhMPVの症例はみな，右第2弓に陰影がかかっていますね。文献的にもそこが一番の好発部位だそうです。おそらく経気管支的感染では最初にここに到達しやすいのかと思います。他に付け足すべき所見はありますか。

柳町　右の上肺野と中肺野に結節性の病変があるようにみえませんか（①⇄）。これは肋骨の重なりではないですね。先端はズレていますので。

望月　本例も右第2弓のところは気管支に沿ってモヤモヤして不明瞭ですし，少し先までair bronchogramが追えます。この毛羽立ったような斑状影といいますか粒状影のような陰影は，ずっと気管支に沿って炎症があるからではないでしょうか。右上肺野と中肺野の陰影もその延長ではないかと思います。左の心陰影の裏にも同じような陰影がみえますね。

では側面写真（図12）はいかがですか。

山崎　症例3と同じで，肺門部の陰影が強調されて見えます。胃や腸管のガス像が一層，目立って見えます。

望月　そこは気管分岐部だと思いますが，気管支周囲影として画像的に強いものがありますね。気管支壁はかなり不整にみえますので，炎症細胞が強く浸潤しているために，このような画像ができあがったのではないかと推測します。聴診で肺雑音が聴こえそうですね。あまり喘息としての画像的な特徴は明確ではありませんが，気管支炎があり，その延長として軽度の肺炎があるのではないかと思います。場合によっては網状，粒状にみえる陰影を呈しています。

症例4のポイント

hMPVの感染により，喘息発作が出現したため，入院治療となった症例。発熱，咳嗽，喘鳴がみられているが，hMPVは喘息を容易に悪化させるようである。胸部単純X線写真では，これまでの症例のごとく，第2弓のシルエットアウトもみられている。

症例5　hMPV感染症―5　　7ヵ月：男児

田端　この患者さんは喘息と食物アレルギーの既往があり，長期管理薬としてステロイド吸入を行っていました。5月下旬に咳嗽が出現し，その2日後から喘鳴と陥没呼吸，呼吸困難が出現し，4日後からは発熱もありました。喘息の大発作と肺炎の診断で入院しておられます。入院時のSpO$_2$は82％，白血球数は12,100/μLで好中球59％，リンパ球32％，単球7.8％，CRPは3.03mg/dLでした。hMPVの迅速検査は陽性，RSウイルスの迅速検査は陰性でした。入院後にステロイド（PSL）全身投与（0.5mg/kg/回×3回/日）とロイコトリエン受容体拮抗薬，去痰薬，鎮咳薬などの内服，気管支拡張薬の貼付・吸入にて治療を開始し，また肺炎の診断により抗菌薬のABPC/SBT 150mg/kg/dayも併用しております。入院後も低酸素状態であったので酸素投与も行いました。入院3日目から呼吸状態が改善し，ステロイドを2回/日投与に減量しています。入院5日目に採血で炎症反応の低下を認めたの

第4章

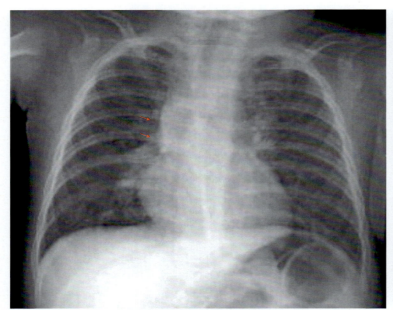

図13　胸部X線正面写真（症例5：hMPV感染症—5）

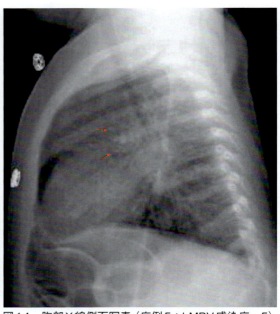

図14　胸部X線側面写真（症例5：hMPV感染症—5）

で抗菌薬を中止し、喘鳴が消失したので酸素投与も中止したという経過です。

望月　SpO_2が82％まで低下し、非常に危険な発作があって入院されましたが、7日目に全身状態良好で退院しておられます。入院時の正面写真（図13）を読んでください、山崎先生。

■ この症例も呼吸苦を物語るビヤ樽状の胸郭

山崎　横隔膜の高さは第10〜11肋骨間にあり、胸郭がややビヤ樽状と言いますか横に広いようにみえますので肺の過膨張の印象を受けます。肺野に関しては、本例も左右の肺門部が強調され、中肺野から末梢にかけて陰影があり、やはり右第2弓がシルエットアウトしていますし、肺門部を中心に円形の気管支陰影が目立っています。また、左肺野もびまん性の浸潤のためか肺門部から末梢にかけて、肺紋理が不明瞭な印象を受けます。

望月　7ヵ月児では肺はコーン型で少し肺の先が尖っていて、7歳まで成長・発達するものであって、それを過ぎないと上辺が肩幅に沿った四角形にならないものですが、この写真では四角にみえますね。それだけでも肺の過膨張があると推測できます。本例では左の上肺野にも陰影があります。田端先生から付け加えたい所見はありませんか。

田端　右第1弓と上肺野の肺門部にかけて認められる胸腺のような陰影（↷）が気になります。

望月　縦隔が大きくみえますね。通常の状態の気管支影、血管影ではないですね。

柳町　強い過膨張のため、胸腺の辺縁が強調されているかもしれませんね。

丹羽　肺門陰影の増強と過膨張を特徴とした症例と思います。

望月　では側面像（図14）はどうでしょうか。縦に走行している線は服装の描出と思います。

山崎　やはり肺の過膨張から胸郭の前後径は明らかに大きくなっています。肺門の付近に顆粒状の陰影を認めます（↷）。

望月　この顆粒状にみえる陰影は血管の輪切りか、それとも気管支の輪切りかわかりませんが、そこは塊になっていてサンゴの枝のように気管支が出ていますね。大発作を誘発するウイルスとしてはRSウイルスが有名ですが、hMPVも同じような働きがあると思います。ただし、胸部X線写真像は違っています。

症例5のポイント

hMPVの感染により、喘息の大発作が出現した症例。呼吸困難が強く、このような症例では経過につき注意が必要である。胸部単純X線写真では、これまでの症例のごとく、気管支の陰影が強くみられたが、側面像では腫脹した気管支がサンゴの枝のような画像を示した。

症例6　hMPV感染症—6　　3歳：男児

望月　およそ同じような陰影の画像を幾例もみてきましたので、共通するパターンがわかってきたように思います。続けてもう1例、hMPVの症例をみてその特徴を確認してみましょう。

■ hMPV、アデノウイルスともに陽性

田端　5月下旬から発熱を認め、40℃台が3日間み

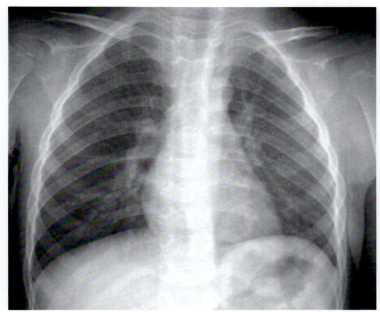

図15　胸部X線正面写真（症例6：hMPV感染症─6）

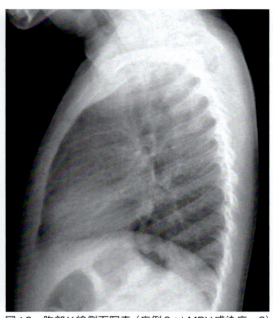

図16　胸部X線側面写真（症例6：hMPV感染症─6）

られ，咳嗽も続きました。肺炎の診断で入院となりましたが，入院時に喘鳴が聴取されています。入院時の血液検査所見は白血球数3,400/μLで好中球41％，リンパ球49％，単球8.7％，肝酵素の上昇がありGOT 244I/UL，GPT 69 I/UL，LDH 651 I/ULと上昇していましたが，CRPは0.23mg/dLとあまり上昇しておりませんでした。hMPVの迅速検査は陽性，アデノウイルスの迅速検査も陽性でしたが，RSウイルスの迅速検査は陰性でした。入院後，細菌感染の合併を懸念してABPC/SBT投与（150mg/kg/day），補液，β₂刺激薬の定時吸入，去痰薬・鎮咳薬の内服による治療が開始されています。入院3日目以降も肝逸脱酵素とCPKの著明な上昇を認めていましたが，入院4日目に解熱しました。入院7日目から肝酵素やCPKは低下したので退院となっております。入院時の鼻腔の細菌培養は陰性でした。

望月　hMPVもアデノウイルスも陽性という興味深い患者さんです。では入院時の正面写真（図15）を読んでください。

山崎　鎖骨の位置に左右差がなく，正面で撮影されているようです。肺野の透過性に左右差があり，特に右の下肺野の透過性が亢進しているようにみえます。右横隔膜がやや平低化していますので，肺の過膨張の所見と思います。

望月　年少児の横隔膜の高さは，肝臓があるので右の方が高くなりますが，これは逆ですから，先生の見立て通り，右肺は肺気腫様になっているようですね。しかし左肺が正常像とは言い難いですが，いかがですか。

山崎　右の肺門から下肺野にかけて気管支陰影が増強しているようにみえます。

柳町　右には過膨張がありますね。左下肺野には心陰影に重なる索状影があるようにみえます。

望月　これまでみてきた症例と同じように，気管支とその周囲にまで及ぶ炎症が，近位から末梢に向かって続いている所見と思います。同じようなごつごつした像は左下肺野にもみられますし，さらに左右の上肺野に同じようなパターンがみられます。この患者さんも喘鳴がありましたので，呼吸がつらかったと思います。側面写真（図16）はどうでしょうか。

山崎　この側面写真もこれまでみてきたhMPV症例と同じようなパターンがみられ，気管から気管支にかけて強い陰影を呈しています。

望月　そうですね。これがhMPVによる気管支肺炎の特徴だろうと考えずにいられません。

症例6のポイント

hMPVとアデノウイルスの混合感染の症例。高熱は両疾患で認められるが，喘鳴はhMPVの特徴か。胸部単純X線写真では，気管支の陰影の増強，左右の肺野の浸潤，過膨張の非対象性が確認された。

3　RSウイルス，マイコプラズマとの比較

望月　6例のhMPV感染症例の臨床症状にも，胸部X線画像にも，いくつかのキーワードがあることが確認できました。臨床上の特徴としましては，頑固な発熱（高熱）があり，強い咳嗽が続きます。なんといっても，喘鳴を伴うことも多いようです。CRPや白血

第4章

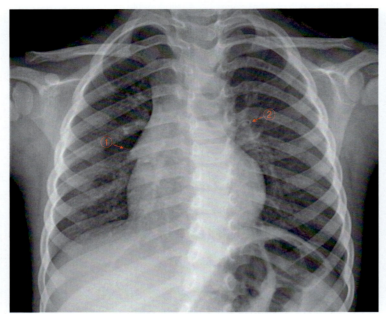

図17　胸部X線正面写真（症例7：RSウイルス感染症—1）

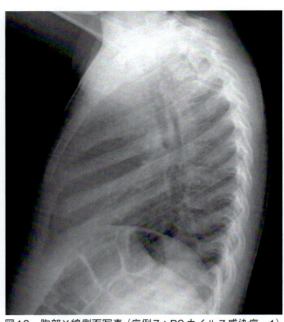

図18　胸部X線側面写真（症例7：RSウイルス感染症—1）

球数の上昇は目立たず，リンパ球は減少しますが，混合感染ではCRPや白血球数の上昇がみられました。画像上は，気管支壁の肥厚，気管支周囲の浸潤が強調され，特に肺門部に強く，末梢に広がっていること，左右差があることなどが指摘されました。正面，側面像でのリング状の気管支影，側面像のサンゴの枝状の陰影などが特徴と思われます。

では，他のウイルスや，マイコプラズマなどの細菌による感染症とはどのように異なるのでしょうか。このあと，RSウイルス感染症，マイコプラズマ感染症の症例と比較検討しながら，hMPV感染症の特徴をさらに浮き彫りに出来ればと思います。

症例7　RSウイルス感染症—1　　3歳：男児

望月　まず，RSウイルスによる細気管支炎と診断された3歳男児の画像（図17，図18）を検討したいと思います。

田端　気管支喘息の既往があり，当院に通院してステロイド吸入薬，ロイコトリエン受容体拮抗薬による治療を継続していた折の11月初旬に38℃台の発熱を認め，翌日に上昇したため外来を受診しました。そのとき湿性咳嗽と水様性鼻汁，喘鳴を認めています。RSウイルス陽性で，細菌感染合併の予防のためにクラリスロマイシンを処方したところ，4日目から解熱し，その後は咳嗽や喘鳴の増悪もなく改善しています。白血球数は10,400/μLで好中球57％，リンパ球25.5％，単球10％，CRPは1.14mg/dLと軽度の上昇にとどまっています。

望月　RSウイルスの典型的な所見として，まず細気管支炎が挙がりますが，細気管支炎のピークの年齢は0～1歳と言われています。

では山崎先生，読影をお願いします。

■ **気管支炎はあるがhMPVほど強くない？**

山崎　正面立位の写真（図17）で，若干のローテーションがあり，少しうつむいた状態で撮影されたようにみえます。縦隔が右に寄っています。横隔膜はややハの字形になっており，両肺の過膨張の印象を受けます。側面写真（図18）でも前後径が増大しているようで，肺の過膨張を示唆しています。

望月　田端先生から付け加える所見はありますか。

田端　最初みたときは，右中葉に無気肺があって縦隔が偏位していると考えましたが，これ（①→）は胸腺だと思います。右の横隔膜は心陰影と一致しているところがはっきり追えません。全体的には透過性が亢進した印象がありますので，やはり過膨張を考えます。

望月　両側の肺が過膨張であるのは間違いないようですね。いかがですか，柳町先生。

柳町　左右の下肺野は過膨張の観がありますね。肋骨の太さのレベルが全然違うので，やはりローテーションがかかっているようにみえます。肺門から下肺野にかけて気管支炎ととっていいと思います。

望月　hMPV感染症例で指摘されたような，肺門から右下肺野に広がり，右第2弓とシルエットサイン陽性になるような浸潤影は，このRSウイルス例にはみられませんね。気管支壁の肥厚や気管支周囲のけばけばした像もあまり際立ってはいないようです。気管支の切片（②→）はみられますが，しかしこれは通常

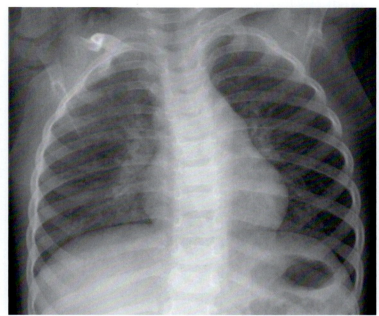 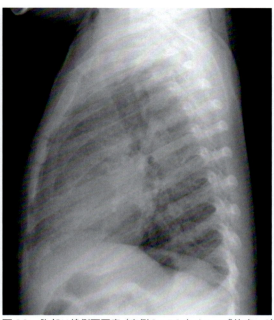

図19　胸部X線正面写真（症例8：RSウイルス感染症―2）　　図20　胸部X線側面写真（症例8：RSウイルス感染症―2）

の気管支炎の厚みのレベルでしょうか。このようにhMPVとRSウイルスではかなり違う像になります。

柳町　hMPV例にみられたような気管支が棍棒状にはみえませんね。

望月　こちらの症例は私たちが見慣れている、RSウイルスによる細気管支炎の典型像と言って良いと思います。

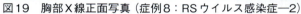

症例7のポイント

RSウイルス感染症の3歳男児。湿性咳嗽と水様性鼻汁、喘鳴を認め、細気管支炎と診断された。胸部X線写真では、両側肺の過膨張所見がみられるも、気管支壁の肥厚、気管支周囲の浸潤影は明確ではなかった。

症例8　RSウイルス感染症―2　　2歳：女児

望月　RSウイルス感染症と診断された症例をもう1例示します（図19、図20）。先ほどのRSウイルスによる細気管支炎例の患者さんの妹さんです。

田端　この患者さんも気管支喘息の既往があり、ロイコトリエン受容体拮抗薬の内服を継続していた折、2日前に兄がRSウイルス感染症と診断され、本人にも発熱を認めたため受診しました。去痰薬や気管支拡張薬にて経過観察をしましたが、発熱が遷延して経口摂取が不良におちいったために再度受診し、迅速抗原検査を行い、改めてRSウイルス感染症と診断して入院となりました。入院後は、気管支拡張薬吸入などの治療を行いました。入院時、熱は遷延していましたが、白血球数は8,300/μL、CRPは0.27mg/dLとあまり上昇してはいませんでした。

望月　山崎先生、読影をお願いします。

■ 細気管支炎と過膨張が特徴的

山崎　正面立位の写真（図19）ですが、肋骨より肋間が広いところがあり、胸郭の形からしても正しい位置で撮られたものではないと思います。

望月　鎖骨をみるに、バンザイしてしまったために右に傾いて左の胸郭が拡大したのかもしれませんね。これを考慮して、読んでいきましょう。

山崎　両側の肺で、下肺野優位に透過性の低下がありますが、特にシルエットアウトはみられません。

望月　田端先生はいかがですか。

田端　初めてこの写真をみたときにはRSウイルスによる肺炎が明確だと思いましたが、画像として、明らかに左が過膨張なために右の透過性の低下が強調されているのかなとも思います。

望月　喘息の悪化もあり、縦隔に空気が入ったのか、横隔膜や心陰影が非常にくっきりしてみえますね。側面写真でみると、めり込むような影があり、前後径が大きく、過膨張になっているのがわかります。これもまさにRSウイルスによる細気管支炎の画像ですね。かなり呼吸が苦しかったことでしょう。やはり、hMPV感染症例で指摘されたような気管支壁の肥厚や気管支周囲の浸潤影もあまり際立ってはいないようです。いかがですか、柳町先生、丹羽先生。

柳町　確かに過膨張があり、肺門部の肺動脈も目立ちますが、気管支の走行に沿った索状陰影は目立ちませんね。

丹羽　先ほどまでのhMPVの症例とは特徴が異なることが確認できました。

第4章

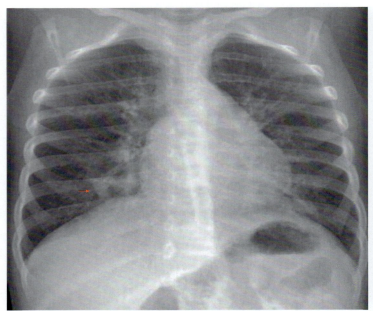

図21 胸部X線正面写真（症例9：RSウイルス感染症—3）

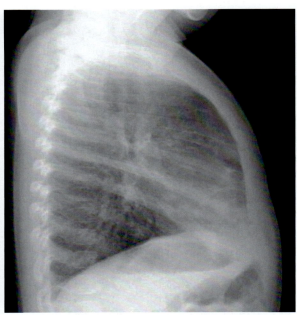

図22 胸部X線側面写真（症例9：RSウイルス感染症—3）

症例8のポイント

RSウイルス感染による肺炎＋細気管支炎の2歳女児。胸部X線写真では浸潤影だけでなく，両側肺の過膨張所見がみられたが，気管支壁の肥厚，気管支周囲の浸潤影は明確ではなかった。

症例9のポイント

RSウイルス感染による肺炎＋細気管支炎の1歳男児。胸部X線写真では浸潤影だけでなく，両側肺の過膨張所見がみられたが，hMPV感染のような気管支壁の肥厚，気管支周囲の浸潤影は明確ではなかった。

症例9　RSウイルス感染症—3　1歳8ヵ月：男児

望月　もう1例，RSウイルスの感染症の症例をお示しします。かつて紹介したことがありますが（Suppl 116 小児呼吸器領域20*），hMPV感染例と比較してみたいと思います。発熱，鼻汁，咳嗽が出現して6日目に受診され，RSウイルス迅速検査で陽性で，血液検査では白血球数は14,900/μL，CRPは5.8mg/dLでした。そのときの写真が図21，図22です。抱っこされて撮ったそうで，反り返った体位で撮られています。いかがですか，山崎先生。

■ 細気管支炎＋肺炎

山崎　両側の肋間が広がってみえますので，両肺の過膨張の印象を受けます。両側の肺門から下肺野にかけて細粒状の陰影が強いですし，右中肺野に強い浸潤影もあります。

望月　横隔膜はハの字形になっていて，胸膜のラインがくっきりみえますので，ぎりぎりまで過膨張しているようですね。本例も細気管支炎だけでなく，もやもやした肺胞性陰影（→）もあり肺炎も加わっています。hMPVの症例では異常所見が気管支に集中していますが，RSウイルスの症例ではこういう像も呈するようです。

症例10　マイコプラズマ肺炎—1　4歳：男児

望月　次に，急性肺炎の横綱とでも言うべきマイコプラズマ肺炎の画像と比較検討したいと思います。まず4歳男児の画像（図23）です。

山崎　左鎖骨が上がっていますが，正面立位で吸気時に撮影されていると思われます。左中肺野に透過性の低下を認めます。左の横隔膜をみますと，持ち上がったりしていないので無気肺ではなく，consolidationと思います。

■ consolidationが特徴

望月　そのようですね。左第3弓が隠れています。広い範囲に陰影がみられますが，volume lossはないようですので，この均一に広がる陰影はconsolidationでいいと思います。この症例はマイコプラズマ肺炎と診断されました。気管支もやられていると思いますが，hMPVの症例の画像と違い，右第2弓は隠れていませんね。気管支壁の肥厚，気管支周囲の浸潤影は明確ではありませんね。マイコプラズマ感染症では症状からしてもあまり気管支炎は起こすことはないようですが，これは両者の陰影の違いがよく描出された写真と思われます。

丹羽　今までみてきたhMPV，RSウイルス感染症，

ヒトメタニューモウイルス感染症の画像

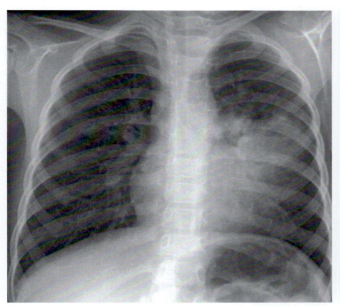

図23　胸部X線正面写真（症例10：マイコプラズマ肺炎―1）

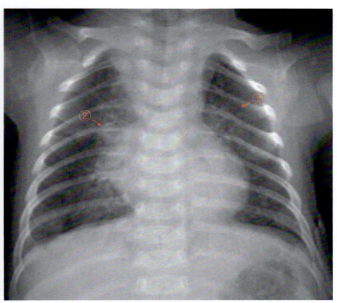

図24　胸部X線正面写真（症例11：マイコプラズマ肺炎―2）

マイコプラズマ肺炎それぞれに，病変の分布に特徴があることがわかります。

症例10のポイント
マイコプラズマ感染による肺炎の4歳男児。胸部X線写真では左中肺野にconsolidationが考えられる陰影がみられた。hMPV感染のような気管支の変化はみられなかった。

症例11　マイコプラズマ肺炎―2　2ヵ月：男児

望月　一方，低年齢児のマイコプラズマ感染症では，典型的なマイコプラズマ肺炎の陰影を呈することは少なく，通常のウイルス性肺炎のような陰影になると言われています。consolidationや胸水を呈するようになるのは免疫が整った少し大きくなってからということですね。図24は無呼吸で来院した2ヵ月の男児で，入院時の検査でマイコプラズマが陽性でした。
　いかがでしょうか，山崎先生。

■ consolidation＋すりガラス陰影

山崎　ほぼ正面から撮影されていますが，心陰影は右第1弓，第2弓ともに追えないような状態です。volume lossがあるようにみえませんので，consolidationと言っていいでしょうか。

望月　肺門から末梢にかけての陰影ですが，全体にdiffuseな感じがするのは，肺野も肺胞も障害されているからだと思います。通常，間質陰影を呈するのはウイルス性と言われていますが，意外と低年齢児のマイコプラズマ肺炎では左肺にみられるように，間質陰影が強い形となります（①↙）。ただ，気管支の切片は，前の症例と比較し，意外に厚めであるようです（②↘）。

柳町　図24では右側はconsolidationですが，左側はすりガラス陰影のような陰影というように，性質が違ってみえますね。

望月　そうですね。マイコプラズマ肺炎では，年長児と年少児では画像所見が異なることが知られていますが，いずれもhMPV感染症とも異なった陰影を示すようです。しかしながら，年少児のマイコプラズマ感染症の場合，年長児に比べて気管支の変化は大きいかもしれません。よりhMPVの感染症に近い病態がみられるのではないかと考えています。

症例11のポイント
マイコプラズマ肺炎の2ヵ月男児。胸部X線写真では右肺野にconsolidation，左肺野には間質陰影がみられた。マイコプラズマ感染症の画像所見では，これまでにも年齢による相違が指摘されてきたが，年長児の画像所見とは異なり，気管支の肥厚が認められた。

4　まとめ

望月　本日は小児のhMPV感染症の症例を6例検討した後，RSウイルスによる細気管支炎，肺炎例を3例，さらにマイコプラズマ肺炎の2例をみていただきました。症状としては，RSウイルスもマイコプラズマもhMPVも，強めの咳嗽と高熱をもたらすという共通点がありますが，胸部X線写真の画像所見としては異なった特徴を呈することがわかったように思いました。改めて丹羽先生，柳町先生から，hMPV感染症の画

像の特徴についてご指摘いただけますでしょうか。

■ hMPVらしい画像所見とは

丹羽 先生方から何度も指摘されていたように，hMPV例では右の肺門から気管支に沿って末梢に広がっている陰影が特徴的と考えますし，場合によっては気管支壁自体だけではなく，その周囲のbroncho-vascular bandleの肥厚があることも特徴的であるという印象を持ちました。

柳町 hMPV例では中枢側の気管支の方に所見が出やすいのに対し，RSウイルス例ではどちらかと言えば比較的末梢の方に所見が出るということが大きな違いであり，マイコプラズマ例とhMPV例ではconsolidationを呈するかどうかが相違点ではないかと思います。

望月 ありがとうございました。田端先生はどのように捉えていますか。

田端 いま柳町先生がおっしゃったように，肺門部，中枢気管支の陰影がhMPV例を通してかなり特徴的と思いました。他のウイルス感染でも肺門部に浸潤影を呈する場合がありますが，ここまで気管支壁の肥厚が目立つ例はあまり多くないと思います。

■ hMPV感染症の治療について

望月 hMPV感染症では，他のウイルスや細菌との混合感染が意外と多いかもしれません。細菌との混合感染を疑い，途中で抗菌薬を使用した症例もありました。田端先生は，hMPV感染症そのものの治療についてどう考えていますか。

田端 基本的に治療には抗菌薬自体必要ないと思いますが，hMPV感染症では混合感染が多いと思います。発熱の期間は5日前後ですので，初めの段階から積極的に抗菌薬を併用する必要はないと考えますが，ただし熱が遷延している場合には使用しなければいけなくなることも多いと思います。

望月 気管支肥厚があるため喘鳴を伴った症例が多いことからしても，喘息の方がhMPVに感染した場合には余計に悪くなることがあります。hMPVの

診断のための迅速診断キット（Meiji Seikaファルマ「チェックhMPV」）が保険適用になり，小児科でもたいへん，活用されています。その一方で，hMPV感染症のための特異的な治療がないので測定しても仕方がないのではないかという意見もございます。同じようなことがロタウイルスやRSウイルスのキットのときも指摘されました。しかしながら，そうしたウイルス感染症同様，hMPV感染症も集団感染が多く，アウトブレイクも報告されていますし，乳幼児や免疫低下のみられる症例の場合には重症化しやすい疾患ですから，できるだけ早期に診断して適切な対応を行い，伝播を防ぐことが望まれます。

本日は長時間のセッションにご協力いただきました先生方に深謝いたします。

後 記

望月 今回は小児のhMPV感染症の胸部X線写真を他の下気道感染症と比較検討いたしました。hMPVはRSウイルスと近縁であるという先入観から，固有の所見はないのではと思っておりましたが，興味深い結果が得られたと思います。本文中に示されたごとく，肺門部に強く末梢に広がる気管支壁の肥厚像，気管支周囲の浸潤像が特徴的で，結果として厚いリング状の気管支影，側面像ではサンゴの枝状の陰影などが印象に残りました。右下肺野の陰影がポピュラーで，左右差があることや気腫性変化にも注目したいと思います。臨床では強めの発熱，咳嗽がみられ，ときに喘鳴を伴うこと，春先（3～4月）に流行することがポイントです。乳幼児のhMPV感染症は重症化する危険がありますので，出来るだけ早い診断が望まれます。

*）明解 画像診断の手引きSuppl 116：小児呼吸器領域20（国際医学出版 2011年発行）
【関連文献】
・単行本『明解 画像診断の手引き／小児呼吸器領域編／監修：森川昭廣，筆者：川崎一輝，望月博之』（国際医学出版 2006年発行）
・単行本『明解 画像診断の手引き／小児呼吸器領域編2－より実践的に－／筆者：川崎一輝，望月博之』（同上2011年発行）

（2014年9月初出）

第5章
側面写真を見直そう！

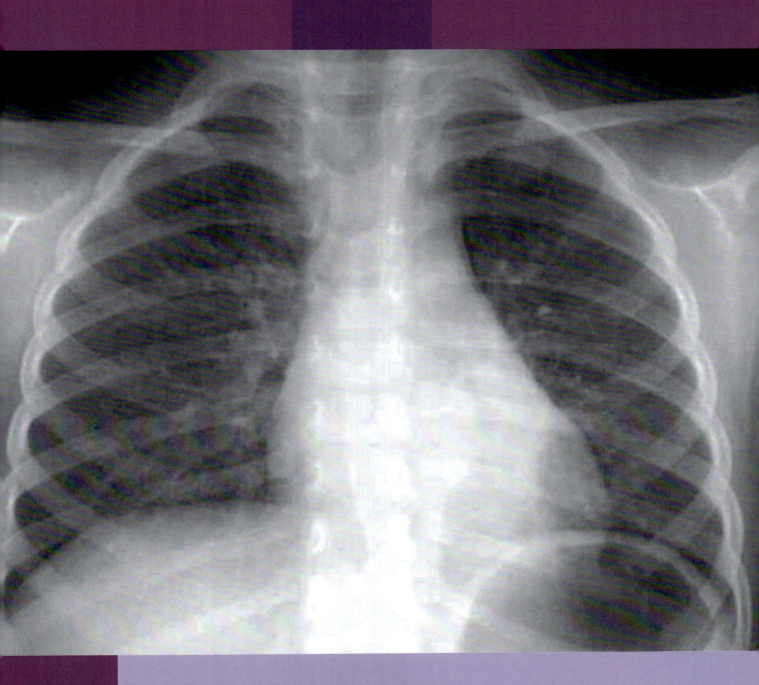

川崎 一輝
＋
加藤 宏樹・竹内 一朗

第5章

側面写真を見直そう！

　一般に胸部X線検査では正面写真だけ行われることが多い。確かに正面写真は側面写真と比べて左右別の情報量が多いため，被曝の問題も考慮したルーチンとしての1枚の画像検査には適している。

　しかし，正面写真にも欠点はある。たとえば心陰影や横隔膜陰影に重なった肺野の異常所見は見逃されやすい。また左右径はあるが前後径のあまりないような肺病変も同様である。さらに漏斗胸のある人では，肺野に明らかな異常所見がなくても異常所見が持続しているように見えることがある。

　これらの欠点を補う最も簡便な検査法は側面写真である。側面写真の読影は正面写真ほどには教育されていないため，見慣れていない人が多いようである。しかし，簡単な読影ポイントを把握していれば，CTまで必要としない場合も少なくないはずである。

　今回は肺炎を取り上げて側面写真の有用性を紹介した。正面写真だけで肺炎を検討する場合には肺血管陰影の読影も重要である。

川崎（司会）　11ヵ月ぶりに読影会の時間がやってまいりました。これまでは特定の疾患をテーマにしてきましたが，今回は少し趣向を変えてみました。読影は，当院総合診療部レジデントの加藤宏樹先生と竹内一朗先生にお願いしてあります。竹内先生は前回に引き続いて2回目です。2人とも何でも積極的に発言してください。期待しています。

症例1	正面写真では心陰影背側の肺野にも要注意
	● 2歳：女児

川崎　最初の症例は，5日前から咳嗽と発熱が続いていた2歳の女の子です。4日前に近医で抗菌薬などをもらいましたが，下熱しないので当院へ来られました。受診時の白血球数は $10,100/\mu L$，CRPは $2.9mg/dL$ でした。そのときの胸部X線写真（扉＆図1）の検討から始めましょう。まず竹内先生，読影をお願いします。

竹内　ほぼ正面で撮られています。右第5肋骨の前端が横隔膜にかかって見えるので，少し呼気相です。肺野に明らかな濃度上昇はないように見えますが…，そんなわけありませんよね…。よく見ると左下肺野に少し濃度上昇があるでしょうか…。あっ，心臓の裏側に濃度上昇（①）があると思います。

川崎　加藤先生はどう読みますか。

加藤　やや呼気相のせいで全体的に少し白くなっているように見えますが，私も左の心臓の裏に濃度上昇があると思います。

川崎　竹内先生が最初に感じたように，一見すると肺野には明らかな異常がないと思ってしまうかもしれませんね。しかし，じっくり見ると心陰影の裏側が気

になります。こういった見逃しを少しでも避けるにはどうしたら良いと思いますか。

竹内　胸部X線側面写真も一緒に撮れば良いと思います。

川崎　その通りです。実際に側面写真もあります（図2）。どうですか。

竹内　心臓の裏には含気がないはずと思っていましたが，明らかな濃度上昇というほどでもないような…。逆に中央の黒さが気になります。

川崎　加藤先生はどうですか。

加藤　私も心臓裏の透過性亢進している部分が気になるのですが…。

川崎　正面写真では2人とも心臓の裏側にある濃度上昇をちゃんと指摘してくれましたが，側面写真では真ん中の黒い部分に気を取られたようですね。

■ 側面写真では下肺野背側の透過性に注目を

川崎　一般に胸部の側面写真は正面ほど関心が持たれていません。そのため，側面の読影の仕方がよくわからない人も多いのではないかと思います。側面を見慣れていれば，この写真で下肺野の背側に濃度上昇（②）があるのはわかるはずです。

　とりあえず話を先に進めましょう。その後，マイコプラズマ肺炎を疑ってマクロライド系抗菌薬を投与したところ，翌日には下熱しました。4日後のマイコプラズマPAは640倍でした。それでは，当院受診から2週後に撮った胸部X線写真（図3）を読んでください，竹内先生。

竹内　今回はほぼ正面から吸気相で撮られています。初回のX線写真で見られた心臓裏の濃度上昇は

側面写真を見直そう！

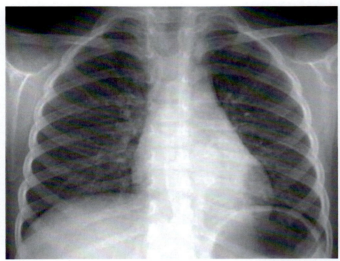

図1　胸部X線正面写真（症例1）受診時　[p60再掲図参照]

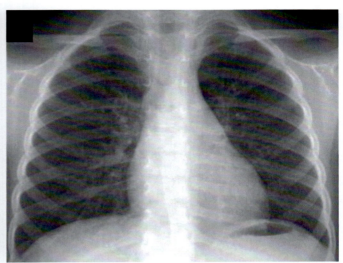

図3　胸部X線正面写真（症例1）2週後　[p60再掲図参照]

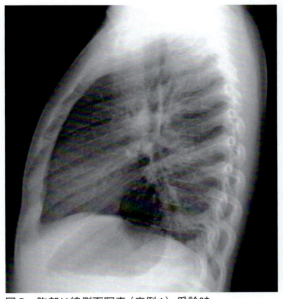

図2　胸部X線側面写真（症例1）受診時
[p60再掲図参照]

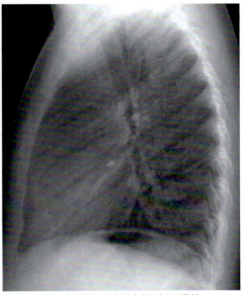

図4　胸部X線側面写真（症例1）2週後
[p60再掲図参照]

ほとんどわからなくなっています。

川崎　そうですね。心臓裏に見えるのは血管陰影のようですから，ほぼ治っていると言えます。では，そのときの側面写真（図4）はどうですか。

竹内　初回写真と比べると，今度は濃度上昇のないことがはっきりわかります。

加藤　初回写真では下肺野背側に濃度上昇がある関係で，相対的に真ん中の部分の透過性が亢進しているように見えたのですね…。

川崎　2つの側面写真を比較すると，下肺野背側の脊椎に重なっている部分の濃度上昇の有無がはっきりわかるでしょう。下肺野背側の椎体は本来なら上肺野の椎体より黒く見えなければいけません。それはなぜですか。

竹内　下肺野の方が含気が多いからですか。

川崎　そうですね。側面から放射線を当てた場合，上の方の肺野を通ってくる放射線と下の方とでは，どちらが含気の多いところを通り抜けてくるかと言えば下の方です。ですから，側面写真では下肺野の方が黒く見えなければいけません。そういう目で初回写真を見直すと，下の椎体が上より白く見えているので下肺野には濃度上昇があるのかなと考える必要があります。

■ 側面写真に慣れれば診断精度が高まる

川崎　側面写真に慣れていれば，たとえ正面写真で見逃しそうな異常陰影でも，側面写真と合わせて見ることで見逃されずにすみ，診断精度はより高まるわけです。

加藤　2つうかがいますが，初回と2週後の側面写真を比べると，上肺野に当たる部分も改善しているように見えるのと，下肺野の真ん中（③）は黒いままで差がなかったことが少し不思議に思われますが…。

川崎　下肺野の真ん中，つまり心臓のすぐ裏の肺野

59

第5章

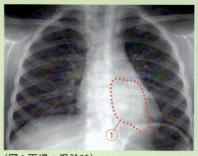
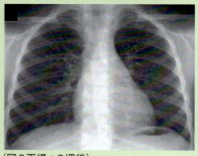
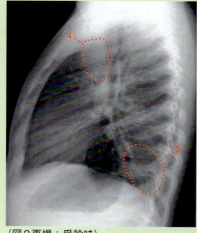
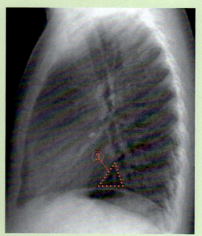

症例1：図1～4の再掲図（番号は本文中の所見と対応）

（図1再掲：受診時）　　（図3再掲：2週後）
（図2再掲：受診時）　　（図4再掲：2週後）

膜のラインは一部シルエットアウトしています。

川崎　竹内先生，追加する所見はありますか。

竹内　ありません。同じです。

川崎　これも見逃されやすい濃度上昇ですが，鋭く読んでくれました。側面写真も撮られています（図6）。

加藤　側面写真では心臓の背側に濃度上昇（②）を認めます。

川崎　今度は見逃さなかったですね。確かに横隔膜の少し上の方に明らかな濃度上昇があります。これは症状がないときに撮影された写真なのに，はっきりとした異常陰影を残しています。左下葉の肺炎を2回繰り返したということですが，治ったと思われる時期にもこうして異常陰影が続いている場合には，何を疑いますか。

加藤　肺分画症を疑います。

川崎　すばらしい。そこで造影CTを行いました（図7）。

加藤　左下葉内には囊胞を伴う高吸収域と，その周辺の低吸収域が見られます。

は正常だったということと，初回の側面写真では上肺野の真ん中（④）も白く見えていますね。何が写っていると思いますか。

加藤　腕が写っているのではないですか。

川崎　そうです。初回写真では腕も写っているので上肺野全体が白く見えています。両方とも腕が写っていない写真で比較すべきでしたね。ここで言いたかったのは，側面写真で本当なら黒く写らなければいけない下肺野が白く見えている場合には，変だなと気が付いて欲しいということです。

川崎　そうですね。高吸収域の部分がX線正面写真で濃度上昇として見えていたのです。診断は先生の予想通り肺分画症でした。造影CTだけでも肺分画症と診断できますが，当科では別の目的もあって大動脈造影も行いました（図8）。どんな所見がありますか。

加藤　左下葉へのfeeding artery（栄養動脈）（↖）を認めます。

症例1のポイント

正面写真では心陰影背側の肺野にも注目する必要がある。診断精度を高めるためには側面写真を活用するとよい。側面写真では下肺野背側の透過性に注目する。

症例2　心陰影背側の肺野に繰り返す肺炎
●3歳：女児

川崎　この症例は，2歳と3歳で同じ部位に肺炎を繰り返した女の子です。図5は3歳の当院受診時に撮影した写真で，肺炎が治って症状のないときです。何か所見はありますか，加藤先生。

加藤　吸気相です。上の方が少し左に曲がっています。左の心臓裏の部分に濃度上昇（①）があり，横隔

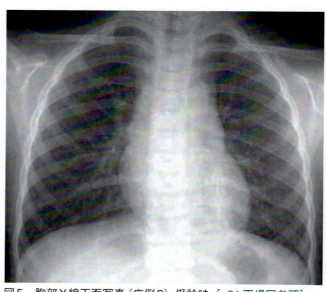

図5　胸部X線正面写真（症例2）受診時 ［p61再掲図参照］

60

側面写真を見直そう！

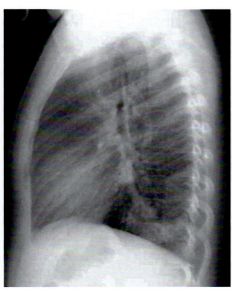

図6 胸部X線側面写真（症例2）受診時
[再掲図参照]

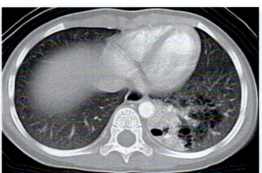

図7 胸部CT（症例2）

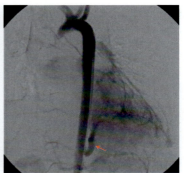

図8 大動脈造影像（症例2）

症例2：図5, 図6の再掲図（番号は本文中の所見と対応）

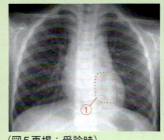
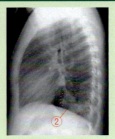

（図5再掲：受診時）　（図6再掲：同左）

症例2のポイント

心陰影背側の左下葉に肺炎を繰り返す症例では肺分画症を疑う必要がある。肺炎軽快後も異常所見が持続すれば、造影CTを行って低吸収域や迷入動脈の有無を検討する。

川崎 そうですね。肺分画症のときに見られる異常な動脈、いわゆるaberrant artery（迷入動脈）があります。

■ **繰り返す肺炎では軽快後の画像所見が重要**

川崎 同じ部位に肺炎を2回起こした場合、先生たちはすぐCTを撮りますか？

竹内・加藤 撮りません。

川崎 そう、肺炎を2回起こしても1回ごとにしっかり治っていれば、すぐにCTを撮らなくてよいと思います。しかし、肺炎が治っても異常陰影がいつまでも続く場合には心配して欲しいと思います。CTを撮る場合には、造影も行ってaberrant arteryがあるかどうかも見て欲しいですね。本例ではその後に左下葉切除を行いました。

症例3　正面写真では横隔膜背側の肺野にも要注意
● 3歳：女児

川崎 1週間前から咳嗽と微熱が続いていた3歳の女の子です。受診前日に急に39℃まで発熱し、受診当日は40℃になり腹痛もありました。受診時の胸部X線写真（図9）を読んでください、竹内先生。

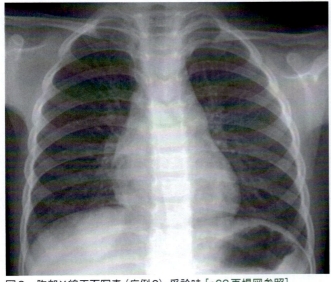

図9 胸部X線正面写真（症例3）受診時 [p62再掲図参照]

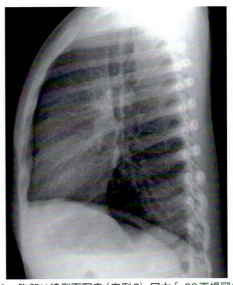

図10 胸部X線側面写真（症例3）同左 [p62再掲図参照]

第5章

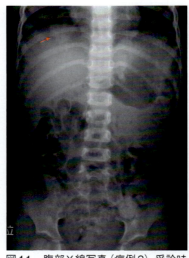
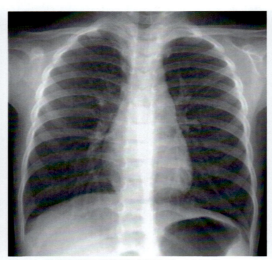
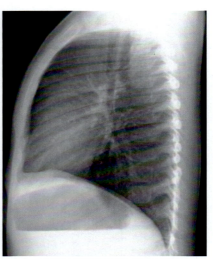

図11 腹部X線写真（症例3）受診時　　図12 胸部X線正面写真（症例3）10日後　　図13 胸部X線側面写真（症例3）同左
[再掲図参照]

竹内　ほぼ正面で吸気相です。右下肺野の横隔膜の裏に円形の濃度上昇（①↗）を認めます。これはいわゆる round pneumonia だと思います。

川崎　ほー，よく気付きましたね。前に見せたことがありましたか？　これは失礼。そう，これが円形肺炎または球形肺炎の画像です。このような所見を見たらどういうことを考えますか。

竹内　細菌性肺炎を疑います。

川崎　そうです。では側面写真（図10）はどうですか。

竹内　下肺野の背側に濃度上昇（②）を認めます。正面ほど円形には見えないようです。

川崎　もうすっかり側面写真に慣れましたね。

■ 呼吸器疾患を疑えば正面と側面の2方向撮影で

川崎　側面写真では本来，下肺野の背側は黒くならなければいけないという原則を知っていれば，仮に正面写真で見落としても，側面で気が付いてもう1回正面写真に戻って見つけることができるということですね。健康診断では正面だけ1枚撮るのが当たり前ですが，例えば高熱があって咳もあって下気道炎を疑うような患者さんをみた場合，先生たちはどうしていますか。

加藤　まず正面だけ1枚撮ることにしています。

竹内　私も正面だけです。

川崎　とりあえず正面を撮るように推奨されていますからね。もちろん，それで異常所見を見逃さなければ問題ありません。最初に側面も撮るかということについては議論がありますが，私は呼吸器専門なので，呼吸器疾患と思ったときには必ず正面と側面を撮ることにしています。

■ 腹痛でも肺炎のことがある

川崎　さて，この症例では腹痛もあったので腹部X線写真も撮影されました（図11）。どんな所見がありますか，竹内先生。

竹内　便塊を示唆するような所見があります。

川崎　加藤先生はどうですか。

加藤　私も便塊像は認めますが，拡張した腸管などはありませんし，ガスパターンも非

症例3：図9, 10, 12 & 13の再掲図（番号は本文中の所見と対応）

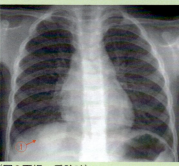
（図9再掲：受診時）

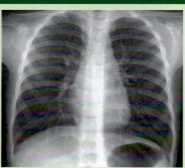
（図12再掲：10日後）

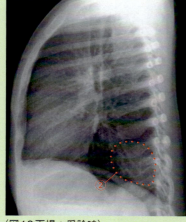
（図10再掲：受診時）

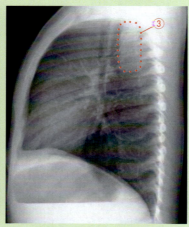
（図13再掲：10日後）

特異的だと思います。

川崎 この症例のおもな症状は高熱と腹痛でしたね。咳もありましたが，もし咳が軽ければお腹の写真しか撮らなかったかもしれませんよ。そう思ってもう一度隅から隅まで見てください。

竹内 よく見ると右下肺野の円形の濃度上昇が写っていました（↗）。

川崎 そう，ちゃんと所見がありますね。腹痛が主訴でも肺炎の場合が稀にあることは教科書にも載っています。白血球数は 22,510/μL，CRP は 7.0mg/dL で，細菌性肺炎と診断して入院になりました。高熱と腹痛で腹部の写真を撮ったときには，当然胸部の下の方も写りますから，そこも見逃さないで欲しいと思います。

治療開始から 10 日後の X 線写真（図12，図13）を読んでください。

竹内 10 日後の正面写真では，右下肺野の円形の濃度上昇は消失し，側面でも下肺野の背側の濃度上昇は消えています。

加藤 上肺野背側の濃度上昇（③）は撮影条件の問題ですね？

川崎 側面の上の方は腕が写ってしまうので仕方ありませんね。

> **症例3のポイント**
>
> 正面写真では横隔膜背側の肺野にも注目する必要がある。円形の濃度上昇では細菌性肺炎のことがある。高熱と腹痛を訴える肺炎もあるので，腹部写真に写る肺野の所見も注意深く読影する。

症例4	横に長い肺病変では正面写真より側面写真が有用 ●1歳：男児

川崎 この症例は 10 日前から発熱があり，6 日前から咳も出てきた 1 歳の男児です。

加藤 正面写真（図14）は，やや右前斜位で吸気相です。右肺には volume loss があるように見えます。右下肺野に淡い濃度上昇がありそうです。横隔膜のシルエットが一部で追えなくなっています。

川崎 竹内先生はどうですか。

竹内 同じです。

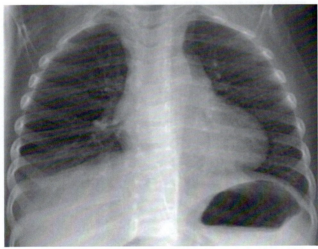

図14 胸部X線正面写真（症例4）受診時

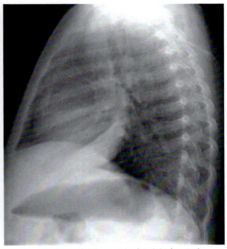

図15 胸部X線側面写真（症例4）同左

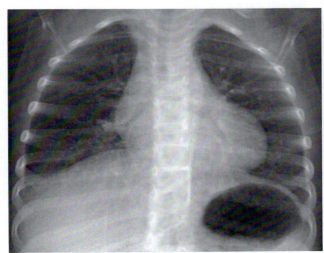

図16 胸部X線正面写真（症例4）10日後

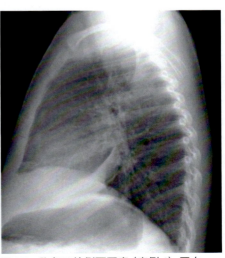

図17 胸部X線側面写真（症例4）同左

第5章

川崎　右下肺野に淡い濃度上昇がありますね。普通は見逃しませんが，側面写真（図15）も撮ってあります。どうですか。

加藤　下肺野の真ん中付近に明らかな濃度上昇があります。濃度上昇域の前面はmajor fissureのようなので，下葉の8番に濃度上昇があります。

川崎　きちんと押さえてくれました。正面では淡い濃度上昇でしたが，側面ではかなりはっきりした濃度上昇ということは，この病変部はどんな分布をしているからでしょうか。

加藤　横に広く分布しているからです。

川崎　そう，横幅はあるが厚みはあまりない肺病変ということですね。そういう肺炎のとき，正面写真では淡く描出されるため見逃されやすくなります。しかし仮に見逃されたとしても，側面写真を撮っていれば明らかに白いので，アッと気付かれて診断されるはずです。

■ 本当に治ったか？

川崎　マイコプラズマ肺炎を疑ってマクロライド系抗菌薬を投与したところ，咳と熱は少しずつ改善しました。受診から10日後の正面写真（図16）はどうですか，加藤先生。

加藤　右下肺野にあった淡い濃度上昇は改善したように見えますが…。しかし，横隔膜のシルエットが追いにくかったところはそのままです。まだ異常陰影があるかもしれません。

川崎　どうしますか。

加藤　側面写真を撮りたいと思います。

川崎　撮ってあります（図17）。

加藤　下葉8番のところの濃度上昇はまだ明らかに残っています。

川崎　治りましたと言ってしまいそうな正面写真ですが，側面写真を見ると異常所見は残っているので，もう少し理学療法を続けましょうとか，もうしばらく経過をみましょうとか，そういうフォローが必要ですね。

> **症例4のポイント**
>
> 左右径はあるが前後径のあまりない肺病変の画像診断では，正面写真より側面写真の方が有用である。正面写真だけのフォローでは異常所見が見逃されやすくなる。

症例5　同じ肺区域に繰り返す肺炎
● 4歳：男児

川崎　3歳のときに左下葉の肺炎を3回繰り返した男の子です。4歳になって当科を受診したときには肺炎の症状はなくとも元気でした。そのときの正面写真（図18）を読んでください，竹内先生。

竹内　正面で吸気相です。左下葉に肺炎を繰り返したことに注目すると，左下肺野の横隔膜の上には淡い濃度上昇がありそうです。左下肺野の心臓の裏にも濃度上昇があると思います。

川崎　加藤先生はどうですか。

加藤　同じです。心臓裏の濃度上昇は索状に見えます。

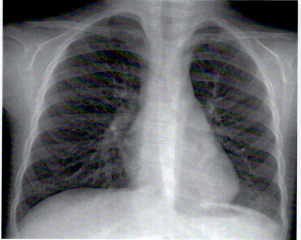

図18　胸部X線正面写真（症例5）受診時

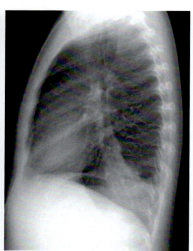

図19　胸部X線側面写真（症例5）同左

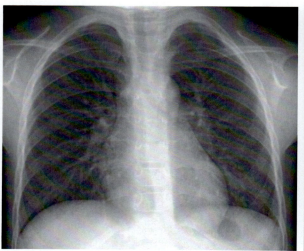

図20　胸部X線正面写真（症例5）3ヵ月後

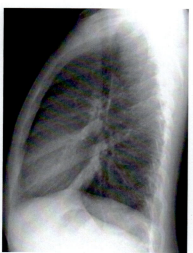

図21　胸部X線側面写真（症例5）同左

川崎　左下肺野の背側が気になるということですね。心配なときには側面写真です。

竹内　側面写真（図19）では下肺野背側にはっきりした濃度上昇があります。

川崎　正面写真しかなければ，治っています，で過ぎてしまうかもしれませんが，側面写真を見るとまだ治っていません。しかも同じこの場所に肺炎を3回繰り返しています。当科に紹介されたときでもこんな異常陰影が残っていたので，排痰を促し，マクロライド系抗菌薬を開始しました。しかし，その後も黄色痰，鼻汁，微熱が続き症状がくすぶっていたので，2週後からST合剤に変更しました。そうして3ヵ月ほど様子をみた後の写真が図20です。どうですか，加藤先生。

加藤　左下肺野の横隔膜の上付近の濃度上昇は改善しました。心臓の裏の索状影もかなり良くなったようですが，まだ少し気になります。

川崎　心臓の裏の索状影は血管にしては太すぎますね。では側面写真（図21）はどうですか，竹内先生。

竹内　前の症例と同じように下肺野の中央，下葉の8番に濃度上昇を認めます。

川崎　たぶん前後径は薄いので正面から撮影すると飛んでしまいますが，左右径は厚いので側面ではっきり見える，そんな病変ということですね。3ヵ月，一生懸命治療したにもかかわらずこのような異常陰影が残っています。竹内先生だったらどうしますか。

竹内　原疾患の精査のためにCTを行います。

川崎　何を疑いますか。

竹内　8番のところの濃度上昇は無気肺に見えるので，痰か粘液栓で気管支が閉塞している可能性がありますし，異物かもしれません。稀ですが腫瘍も考えなければいけないと思います。

川崎　その通りです。CT（図22, 図23）を行ったところ，左下葉の8番の気管支内腔はまったく見えず，無気肺になっていました。さて，どうしますか。

竹内　気管支内視鏡検査をします。

川崎　気管支内視鏡（図24）では，左の9番と10番はちゃんと内腔が見えますが，8番の起始部は粘液栓のようなもので埋まっていました。そこで内視鏡のチャンネルを使って少しずつ粘液栓を吸引・除去していきました。実はこれがとても大変でしたが，地道に掘り続けた結果，最終的に大部分の粘液栓を除去することができました。それから3ヵ月後の写真が図25

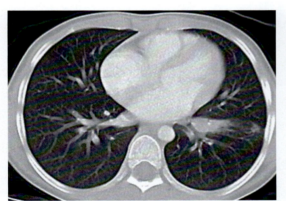
図22　胸部CT軸位断（症例5）3ヵ月後

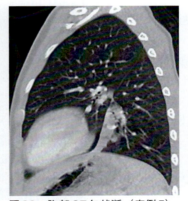
図23　胸部CT矢状断（症例5）同左

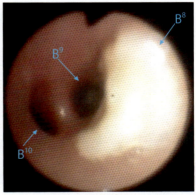
図24　気管支内視鏡写真（症例5）左肺底支

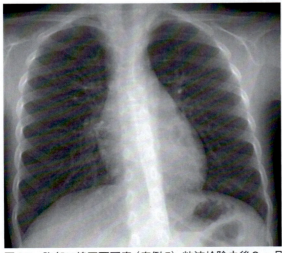
図25　胸部X線正面写真（症例5）粘液栓除去後3ヵ月

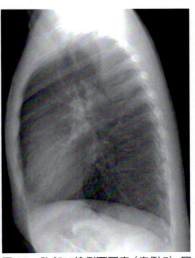
図26　胸部X線側面写真（症例5）同左

第5章

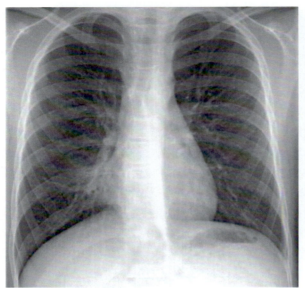
図27　胸部X線正面写真（症例6）

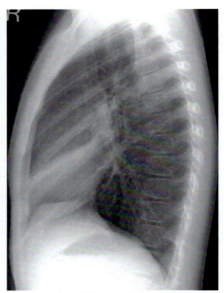
図28　胸部X線側面写真（症例6）

と図26です。どうですか。

竹内　濃度上昇は側面写真でもきれいに消失しています。

川崎　以後，肺炎を起こさなくなり，めでたしめでたしでした。正面写真だけだと見逃されるかもしれない淡い濃度上昇でしたが，側面を見ると8番にしっかりした無気肺があり，その原因は粘液栓による気管支の閉塞だったという症例でした。

症例5のポイント
症例4と同様に，下葉の8番領域に限局した肺炎は左右方向に細長い病変になりやすいため，診断には側面写真が有用である。CTで気管支閉塞が疑われた場合には気管支内視鏡検査を行う。

症例6　中葉症候群の正面写真と側面写真
●9歳：男児

川崎　気管支炎，肺炎を10回くらい繰り返すということで紹介になった9歳の男の子です。胸部X線正面写真（図27）にはどんな所見がありますか，加藤先生。

加藤　やや右前斜位で吸気相です。右下肺野の内側に濃度上昇があり，心陰影の一部とのシルエットサインが陽性です。中葉の5番に病変があると思います。

川崎　そうですね。右の心陰影とのシルエットサインが陽性ということは中葉に濃度上昇があるということです。側面写真を撮るまでもありませんが，いかがでしょうか（図28）。

加藤　中葉に濃度上昇があります。

川崎　そう，よく見る中葉の無気肺のパターンです。CT（図29）はどうですか。

加藤　右中葉に無気肺があり，心陰影とシルエット

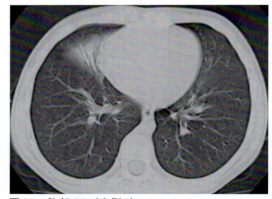
図29　胸部CT（症例6）

しています。

川崎　いわゆる中葉症候群らしい所見ですね。さて，次が本題です。

症例7　漏斗胸がある子の正面写真は要注意
●13歳：女子

川崎　右下肺野に肺炎を繰り返すということで紹介された13歳の女の子です。症状のないときに撮られた正面写真（図30）はどうですか，竹内先生。

竹内　ほぼ正面で吸気相です。右下肺野の内側に濃度上昇を認めます。心陰影とのシルエットサインが陽性です。

川崎　加藤先生はどう読みますか。

加藤　同じです。

川崎　竹内先生は何を疑いますか。

竹内　右中葉の病変を疑います。

川崎　では側面写真（図31）はどうですか。

竹内　中葉には濃度上昇が見られません。中葉ではありませんが，前胸部に濃度上昇を認めます。

側面写真を見直そう！

川崎　加藤先生はどうですか。

加藤　私も同じ部分が気になります。中葉の無気肺はありません。

川崎　もし熱と咳があってこの正面写真を見ると肺炎と言ってしまいそうですね。しかし，症状はないし側面写真で中葉に無気肺はありません。ただし，前胸部には上下方向に濃度上昇が見えます。これは何でしょう，竹内先生。ヒントは前胸部の形です。

竹内　漏斗胸ですか？

川崎　では胸部CT（図32）を読んでください。

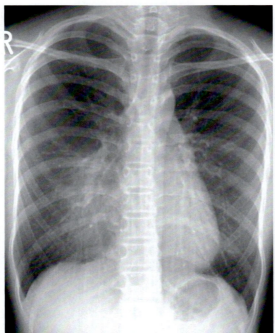
図30　胸部X線正面写真（症例7）

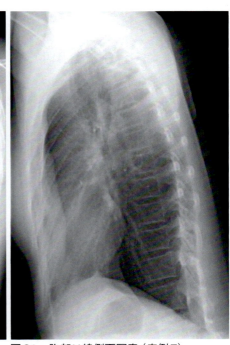
図31　胸部X線側面写真（症例7）

竹内　胸郭の変形があります。やはり漏斗胸です。右中葉に無気肺はありません。

川崎　1つ前の症例6では中葉に無気肺がありましたが，この症例にはありませんね。正面写真ではどちらも右下肺野に濃度上昇があり，心陰影とのシルエットサインが陽性でした。実は漏斗胸のあるお子さんでは，肺野に異常がなくても正面写真ではしばしばこのように見えるのです。その理由はCTを見るとわかります。CTで心陰影の右側にある縦隔陰影は右肺野に向かって三角形になっていますね。これがシルエットサイン陽性になる原因です。なぜだかわかりますか。

加藤　はい。先生の講義を思い出しました。心臓と肺野が普通に曲線で接していればシルエットサインは陽性にならず，その境界ははっきり見られますが，縦隔が三角に尖っていると濃度がグラデーションのように少しずつ変わって行くので，正面写真では心陰影がぼやけるということです。

川崎　そうです。胸壁に前後の厚みがあれば縦隔の右縁も丸まり，肺野との境界は比較的はっきりします。しかし，漏斗胸があると前後径が狭くなるので縦隔の右縁は三角形に尖り，正面写真で縦隔陰影は右肺野に向かって白から徐々に黒くなっていきます。そのため，シルエットサインが陽性のように見えるということですね。

■ 濃度上昇域に血管陰影は見えますか？

川崎　繰り返しになりますが，本例では正面写真で右肺野に心陰影とのシルエットサイン陽性の濃度上昇があるように見えました。これで熱と咳が出ていれば肺炎と診断されかねません。そうならないためにも，側面写真は非常に有用ですよというのが今回の主題でした。実はこの正面写真には，本当は肺炎や無気肺になっていないのではと思わせる手がかりがあります。それは何だと思いますか，加藤先生。

加藤　濃度上昇の中に血管陰影が見えるので，無気肺はないということになります。

川崎　逆に無気肺であればどうなりますか。

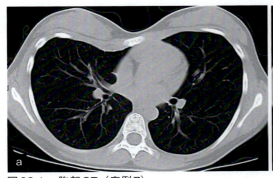
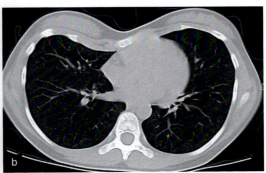
図32ab　胸部CT（症例7）

加藤 中に血管陰影は見えません。

川崎 それはなぜですか，竹内先生。

竹内 含気がなければ血管陰影もシルエットアウトしてしまうからです。

川崎 2人ともすばらしいですね。肺内にある太めの血管は，その周囲に含気があるからX線写真で血管陰影と認識されます。逆に，周囲に含気がなければ血管陰影もわからなくなってしまいます。したがって，血管陰影が見えるということはその周囲に含気があるということを教えています。実はこれが今日の隠れ主題と言いますか，副主題です。そういう目で症例1の受診時と治った時の写真を比べるとどうですか，竹内先生。

竹内 受診時（図1）の濃度上昇域には血管陰影がまったく見えませんが，2週後（図3）には見えます。

川崎 円形肺炎の症例3の正面ではどうですか。

竹内 同じように，受診時（図9）には血管陰影が見えませんが，治ったとき（図12）には血管陰影は見えています。

川崎 正面写真で濃度上昇を見たときに，それが本物かどうかを見分けるには，濃度上昇域の中に血管陰影が見えるかどうかが大切だということですね。

加藤 それは必ず1対1対応というわけではないのですか？

川崎 もちろんそうではありません。病変部内の血管陰影は見えなくなりますが，病変部の前あるいは後ろに正常な肺があれば，そこの血管陰影は当然見えるはずです。したがって，必ずそうとは言えませんが，一つの手がかりにはなるということです。

症例7のポイント

漏斗胸のある症例では，肺野に異常がなくても，心陰影とのシルエットサインが陽性の濃度上昇が右肺野に持続しているように見えることがある。鑑別診断には側面写真が有用である。

ディスカッション～まとめ

川崎 以上が今回用意した症例です。何か質問がありますか。

加藤 今回の読影で側面写真に少し慣れたような気分になりました。1つ質問があります。症例3の側面写真で受診時（図10）と10日後（図13）の椎体の見え方を比べたとき，受診時には上の方が白く，中ほどは黒く，下がまた白くなっているのがよくわかりますが，図13では中ほどと下の方との違いがあまりなく，どちらも同じように少し白っぽく見えるのはなぜですか。

川崎 撮影条件はどう違いますか。

竹内 受診時は吸気ですが，10日後は微妙ですが少し呼気ですか。

川崎 そうですね。吸気では白黒の差がよりはっきりしますが，10日後は少し呼気なので差がわかりにくくなっているのではないかと思います。

加藤 側面写真で吸気と呼気を見分ける方法はあるのですか？

川崎 このように2枚並べると何となくわかりますが，単独だと難しいと思います。

竹内 普段からX線写真を見るときには血管陰影も気にした方が良いのですか？

川崎 濃度上昇を見た時には気にしてください。血管陰影が濃度上昇域に入ったとたんに消えているか，見えているかは，本物かどうかを見分けるのに役立ちます。

まとめです。今日一番言いたかったのは，側面写真は正面写真での見逃しを防ぐのに役立つということと，正面写真だけで読影するなら血管陰影も見なさいということです。

竹内 側面を撮りたくなりました。

川崎 毎回でなくてもいいですが，1回目は側面も撮るといいと思いますよ。以上です。

【関連文献】
・単行本『明解 画像診断の手引き／小児呼吸器領域編／監修：森川昭廣，筆者：川崎一輝，望月博之』（国際医学出版 2006年発行）
・単行本『明解 画像診断の手引き／小児呼吸器領域編2―より実践的に―／筆者：川崎一輝，望月博之』（同上2011年発行）

（2015年1月初出）

第6章
変化する球状・塊状の異常陰影

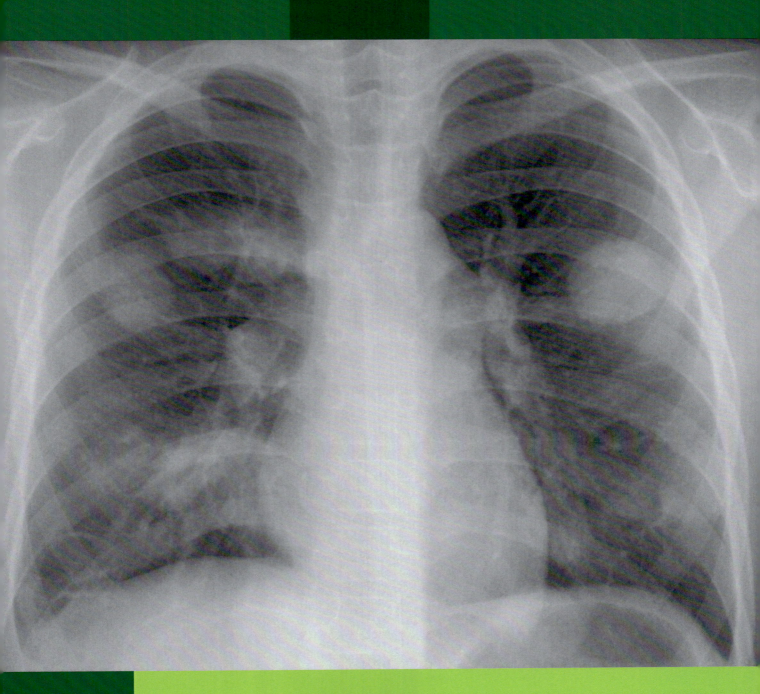

望月 博之
＋
丹羽 徹・柳町 徳春・平井 康太
＋
今井 枝里

第6章

変化する球状・塊状の異常陰影

今回は，胸部単純X線写真において，急激に大きさの変わる球状・塊状の異常陰影を呈した症例に注目し，画像診断的に議論することを計画した。実質性の胸郭内陰影を見たときの鑑別疾患は成人と小児では異なり，成人では原発性肺癌または腫瘍の肺転移などが鑑別の上位に挙がる。これらの疾患は小児では極めて稀であるが，小児期には先天性嚢胞性腺腫様奇形（CCAM）や肺分画症などの先天性嚢胞性肺疾患が見つかることも多く，さらにまた，小児の感染免疫に関連した特異性から，印象深い画像的な変化を呈する症例も見られる。注意深く原因の検索を行っても臨床の場では必ずしも胸部X線写真の異常所見の同定に至るとは限らないが，敢えて土俵の上にあげて議論してみたい。

望月（司会） 小児では肺癌や肺への転移癌の頻度が成人に比べ格段に低いようです。私たち小児科医は，胸部単純X線写真上に球状・塊状の実質影に遭遇するだけで困惑しますが，さらに急激な体積変化が見られれば，穏やかではいられません。今回は，このような場合，どのように診断を進めていくのがよいのか考えてみようというのが主眼です。陰影の成り立ち，症状，呼吸機能検査や血液検査の結果なども含めて多角的に議論できればと思います。

症例の紹介を東海大学医学部専門診療学系小児科学の平井康太先生にお願いしております。読影は同じく東海大学医学部専門診療学系小児科学の今井枝里先生にお願いしています。また今回も東海大学医学部専門診療学系画像診断学の丹羽徹先生，柳町徳春先生にもご参加いただき，コメントをお願いしております。積極的なご発言をお願いいたします。

症例1　側胸部〜側腹部に疼痛を来した13歳男児

望月　さっそく1例目のご紹介をお願いします。

平井　元来健康なスポーツ少年でしたが，受診5日前より右側胸部から側腹部にかけて疼痛を自覚し，それが持続するので前医を受診した13歳の男児です。受診4日前に38℃台の発熱がありましたが1日で解熱し，咳嗽などの呼吸器症状はありませんでした。特記すべき既往歴はありません。前医で胸部X線写真上に異常陰影が認められ，当院を受診されました。まず前医での胸部X線写真（図1，図2）を提示します。

望月　今井先生，読影をお願いします。

今井　立位でほぼ真正面から吸気時に撮影された写真と思われます。縦隔，気管の偏位はありません。骨軟部組織も問題ないと思います。右下肺野に透過性が低下した部分があり（↙），右横隔膜の右側の辺縁が不明瞭です。左第3弓が少し張り出しているようにも見えますが，有意というほどではないかもしれません。

望月　心陰影が大きめに見えますが，大きな異常所見としては右下肺野の透過性低下ということですね。柳町先生，丹羽先生からご追加すべき所見はありますか。

柳町　今井先生の指摘で良いと思いますが，しいて加えれば，内側の辺縁ははっきりしていますが，外側の辺縁がはっきりしていないですね。

丹羽　そうですね。

望月　球状ではないですし，楔形とも言いにくいですね。楔形と言えば肺アスペルギルス症のような胸膜から突き出たような形を指しますから。他に症状等の情報はありますか。

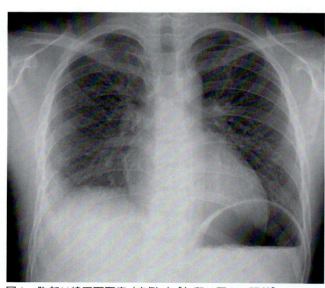

図1　胸部X線正面写真（症例1）[矢印は図2に記載]

変化する球状・塊状の異常陰影

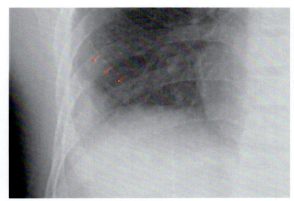

図2　図1の部分拡大図（症例1）

平井　圧痛を認めており，痛みが強いときには息苦しかったような気がするということでした。

望月　胸膜まで炎症が達していれば痛みがありますね。痛みの訴えと陰影は一致しているのですね。

平井　一致しています。

丹羽　周りの肺野の変化が乏しいことと，肺容積はあまり潰れている感じがしないこともnegative findingとしては重要のように思います。

望月　その通りで，肺としての形になっている感じがするところが不思議ですね。

平井　胸水であれば少し上まで上がっているでしょうから，胸水は考えにくいですね。

丹羽　胸水とするには形に少し違和感がありますし，CP-angleが若干見える感じもありますから，胸水は否定的です。横隔膜とのつながりは不自然な印象があります。

望月　ソリッドな感じのする陰影ですね。胸膜肥厚は両方に見られない気がしますので，ここ（↙）に何か実質的なものがあるという予測で意見が一致しました。

■ 腫瘤影は5日間の抗菌薬服用で消失

平井　それでは図1と同日に撮影したCT（図3）を提示します。

望月　今井先生，読影をお願いします。

今井　右肺野にほぼ円形の腫瘤影を認めます。胸膜と連続しているような部分が一部にあるように見えるようでもありますが，はっきりしません。

望月　連続性していないようにも見えますし，なかなか難しいところですね。ただ，多発性ではなく単発性で，周囲のリンパ節が特に腫れているわけではありません。上を見ないとわからないのですが，独立してそこだけ悪く突き出しているという印象です。平井先生，付け加えるべき情報はありますか。

平井　このCTを撮影してから5日後，当院を受診したときには，この陰影はほぼなくなっていました。その間，5日間は抗菌薬を飲んでおられます。

望月　血液検査はどうでしたか。CRPは高かったのですか。

平井　CRPは6mg/dL程だったのが，当院受診時には陰性化していました。

望月　経過からすれば悪性疾患ではなく，1つには感染性のもの，また1つには外傷性のものも挙がりますが，交通事故，外傷の既往はありますか。

平井　それはありません。同じときの冠状断CTがありますので提示します（図4）。

今井　胸部X線単純写真で見たのとほぼ同部位に腫瘤影のようなものが見えます。一部血管が突き刺しているように見えます。

望月　血管影は溶け込んでいるのか，重なって見えているだけなのか。いかがですか。

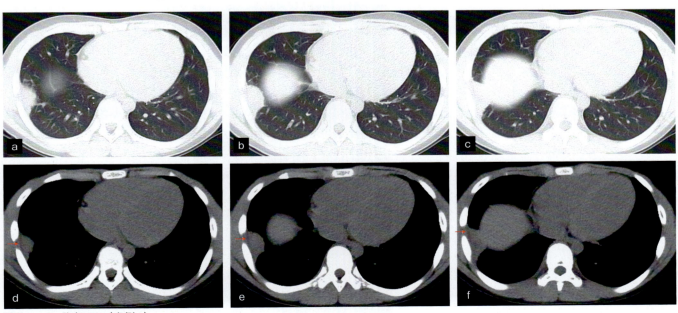

図3a～f　胸部CT（症例1）

第6章

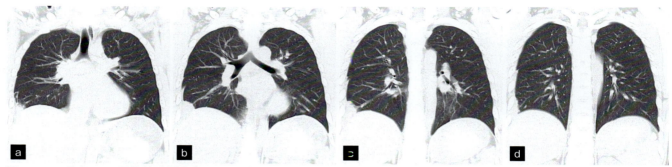

図4a〜d　胸部CT：冠状断（症例1）

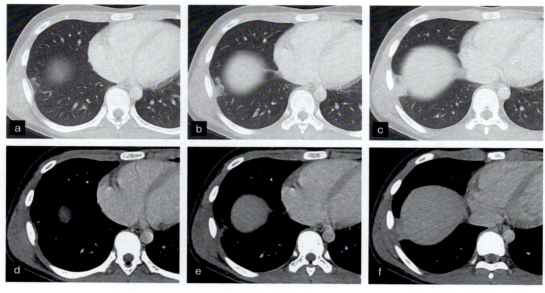

図5a〜f
胸部CT（症例1）
1週間後

今井　気管の走行と少しずれていると思いますので，正常な血管の走行ではないように思います。

望月　もし血管との関係を考えれば，幾つかの先天的な腫瘍や異常血管のものがあります。気管，静脈，動脈が一緒に走っていますのでよく見ていきましょう。

柳町　CTで黒く見える境界（図3→）は壁側の胸膜の境界で，その内側は肺内病変であることがわかります。この境界が不明瞭になっていれば胸壁病変と区別がつかなくなってしまいます。

望月　それは非常に大事な所見です。肺内病変かどうかを言うにはair bronchogramの有無が重要になりますが，本例のような極端な末梢にある場合には太い気管支がないのでそれは難しい。それがこの病気の注目点ではないかと思います。

平井　胸膜にも炎症は波及しているでしょうか。痛みを訴えていたことからすれば肺内病変でしょうか。

丹羽　少なくとも胸膜外のfatを示す低吸収域は認められます。

柳町　胸膜下脂肪ということですね。

望月　胸膜内ではあっても，肺組織ではなくて，肺胞を含むような。

丹羽　臓側胸膜か，末梢肺かというところですね。

胸壁ではなさそうです。

柳町　胸壁ではないということしか言えないですね。

平井　造影すれば情報は明らかになりますか？

丹羽　血管は見やすくなりますが，診断のための情報としてはあまり変わらないかもしれないですね。

柳町　偏在性の水ということもあり得ますね。

■ 炎症性病変が胸膜に波及

平井　1週間後のCTを提示します（図5）。

望月　病変は縮小しましたね。

丹羽　この画像では肺内病変のように見えますね。

望月　結論として，これは何だとお考えですか。

平井　抗菌薬を投与しただけで小さくなり，本人は元気になりました。肺炎でいいと思います。

望月　いわゆる球状肺炎であったということですね。

平井　治っている過程を見られた放射線科の先生によれば，右下葉側方胸膜から連続する腫瘤様consolidationであり，腫瘍というよりは炎症性病変，肺炎の治癒過程等を疑うとのことでした。若干の胸膜肥厚があり，胸膜への炎症波及を疑う所見ということです。胸水貯留，肋骨の破壊，縦隔・肺門リンパ節腫大などは認められませんでした。

望月　炎症が波及してconsolidationになって，胸

変化する球状・塊状の異常陰影

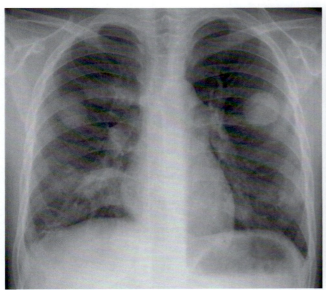

図6 胸部X線正面写真（症例2）

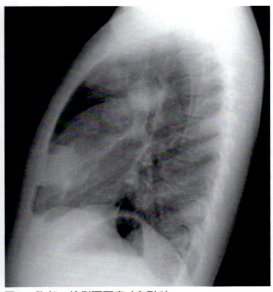

図7 胸部X線側面写真（症例2）

膜炎も起こしているので痛かったということですね。時間が経ったら小さくなりましたが，起炎菌を問うのは難しい症例ですね。学会報告などでは起炎菌がわかってお話をしなければなりませんが，実は意外とこのような症例が多いかもしれないと考えて，あえて取り上げました。

うっ血性心不全のときに葉間内の局所性胸水貯留は胸部X線写真で肺腫瘍と類似した陰影を呈しますが，心不全の改善でごく短期間に消退するのでvanishing tumorと呼ばれます。本例はそうしたものとは異なりますが，消えてしまう腫瘤影があるのではないかということにも注目していただきたいと思います。

症例1のポイント

右下葉側方胸膜から連続する腫瘤様consolidationで，炎症性病変，肺炎の治癒過程等を疑う所見を認めた。若干の胸膜肥厚があり，胸膜への炎症波及を疑う所見である。起因菌は不明だったが，抗菌薬投与のみで改善を認めており，細菌感染であったと考えられる症例である。

症例2　悪性腫瘍を疑われた10歳男児

平井　本例も生来健康な男児ですが，微熱と腹痛があって近医を受診して胃腸炎と診断され，経過観察となりました。4日後，再度熱が出てきて，胸背部痛も訴えるようになり，その4日後には咳も認めたことから近くの医療機関を受診しました。既往歴は特にありません。精査のため胸部X線写真を施行したところ異常陰影を認められ，血液検査の結果，炎症反応の上昇も認められて悪性腫瘍も疑われたため，当院紹介となっています。そのときの体温は39.4℃，脈拍110回／分，呼吸数26回／分，血圧102/60mmHg，白血球数は上昇し，CRPも高値で，熱もありました。当院受診時の胸部X線正面写真（扉＆図6）と側面写真（図7）を提示します。

今井　正面写真は立位で，横隔膜は後肋骨の第10～11番の間に高さにありますので吸気で真正面から撮られていると思われます。右の中〜下肺野は左と比較して透過性が低下しています。右CP-angleは少しdullです。肺野では両側に円形の腫瘤影を複数認めます。側面写真でも円形の腫瘤影を複数確認できます。

望月　2〜3cm大の球状の腫瘤影が多発していますね。場所は特に偏っていませんが，強いて言えば右肺に多いですか。肺野には浸潤影のような濃度上昇も見られます。平井先生から付け加えることはありますか。

平井　正面写真でははっきりしませんが，側面写真では内部が少し抜けてエアが入ったか，空洞になったような腫瘤も認められます。

望月　腫瘤内部の性状は全く均一というわけではなく，多房性に見えて，空洞化したものもあるかもしれないという指摘ですね。他に所見はありませんか。

柳町　肺野病変が重なっているのかもしれませんが，両側の肺門リンパ節腫大があるようにも見えます。

■ 内部が均一の球状陰影の正体

平井　次にCT（図8，図9）を提示します。

今井　円形の腫瘤影が両側の末梢優位に複数散在しています。造影により腫瘤影の辺縁は染まっています。空洞は見られません。内部にair bronchogramも見られません。胸水を認めます。

望月　末梢に多い傾向があることは重要です。胸膜と接しているものありますので痛みがあるでしょうし，

第6章

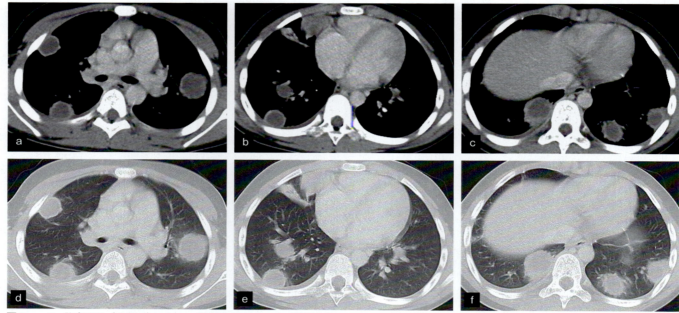

図8a～f　胸部CT（症例1）a～c：造影あり，d～f：造影なし

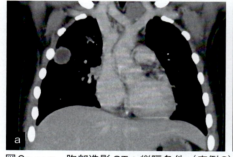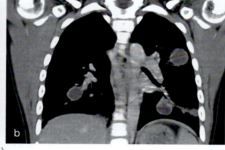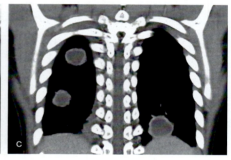

図9a～c　胸部造影CT：縦隔条件（症例2）

胸水もありますので胸膜炎を伴っていることでしょう。血行性に拡大する疾患の疑いがあることと，腫瘤影内にair bronchogramがないことが特徴と思います。

柳町　リンパ節の腫大はないですね。内部の壊死が強そうです。

望月　β-Dグルカンは上がっていましたか。

平井　β-Dグルカンは陰性でした。

柳町　脂肪肝はないですか。

平井　ありません。

望月　今井先生はどんな疾患を考えますか。

今井　炎症反応が強く白血球数も増加しているとのことですので，肺炎の後，空洞のように形成されているものを見ているのかなと思いますが……。

望月　球状肺炎では原因菌が見つからないことが多いのですが，肺組織を溶かしてしまうような強力な黄色ブドウ球菌や肺炎球菌，クレブシエラが必ず鑑別に挙がります。成人であれば転移性の癌が鑑別に挙がると思います。もし転移性肺癌ではないとしたら何が考えられるでしょうか。感染症が長いですが，その感染症のオリジンも扁桃腺ではないですね。虫歯を抜いたということはないですか。

平井　ありません。この胸部X線写真を最初に見たときに，これほど多発する陰影はmalignancyの転移ではないかと疑いましたが，造影した縦隔条件では1個1個エンハンスされていて，画像的にはアブセスなどを考えることになるでしょうか。

柳町　中がlow densityになっているので相当水っぽくなっていてアブセス様ですね。アブセスであればクレブシエラか，転移性ならサルコーマ系統とか。

丹羽　肺外の感染巣や血管異常等があって，菌が飛びやすい状況をまず疑います。腫瘍としては内部が均一にlow過ぎるので，すぐには考えません。

柳町　angiosarcomaとか，稀な病気だとこういうものがあり得ますが。

丹羽　嚢胞状腫瘍の転移の可能性はあるかもしれないですけれども。

■ 抗菌薬投与で腫瘤影は空洞を形成しやがて消失

平井　抗菌薬（SBT/ABPC）投与によって，だんだん大きくなるものがある一方で，他のものは徐々に縮小しました。大きくなったものも，空洞ができて，最

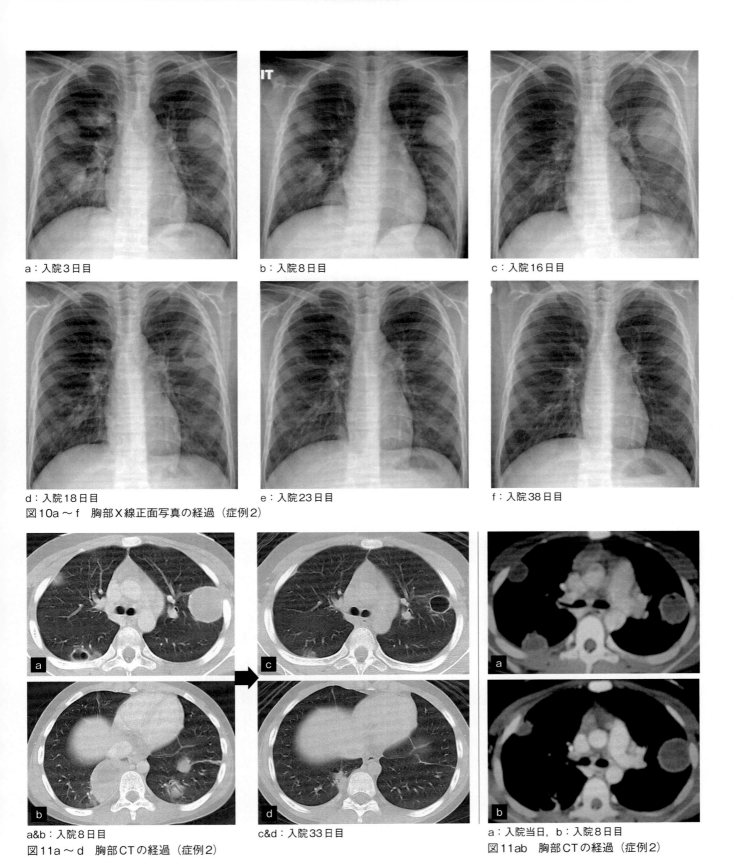

a：入院3日目　　b：入院8日目　　c：入院16日目
d：入院18日目　　e：入院23日目　　f：入院38日目
図10a〜f　胸部X線正面写真の経過（症例2）

a&b：入院8日目　　c&d：入院33日目
図11a〜d　胸部CTの経過（症例2）

a：入院当日，b：入院8日目
図11ab　胸部CTの経過（症例2）

終的には何もなかったかのように消えました。CRPも低下してきて，症状もなくなってきました。その経過を胸部X線写真（図10）とCT（図11，図12）で提示します。肺はどう変化しているのでしょうか？

望月　その辺が難しいですね。長く感染がありまし たが，抗菌薬が効を奏し，空洞になってからvanishしました。肺組織が溶けてしまっているのであればもう少し線状影のようなものが残存すると思いますが，きれいに消えてしまいました。多発性のcoin lesionですが，空洞を形成した後に消えたことが1つのポイ

第6章

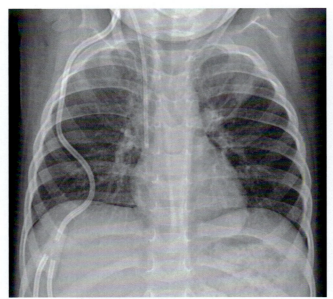

図13 胸部X線正面写真（症例3）

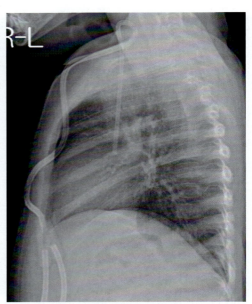

図14 胸部X線側面写真（症例3）

ントです。悪性疾患であれば絶対にここまでになりません。細菌性の感染症が考えられます。

■ 肺血栓性肺塞栓症（SPE）疑い例

今井 起炎菌は何だったのですか？

平井 血液培養，各種培養からは何も生えてきませんでした。起炎菌は不明ですが，臨床経過としては抗菌薬の投与のみで改善しました。気管支鏡検査をしてBALを実施すればよかったかと思いますが，それでも出なかったかもしれません。おそらく血行性でなければこんなふうにはならないですね。結論としては，肺血栓性肺塞栓症（septic pulmonary emboli：SPE）が画像と一番合うように考えますがいかがですか。

望月 そうですね。SPEは，静脈炎などにより，菌塊と血栓が付着して肺内に1つのエリアを作ってしまうという興味深い疾患ですね。三尖弁の炎症とか，コカイン中毒で多いということで話題になった病気のようです。小児でもときどきSPEの報告があります。黄色ブドウ球菌などが見つかった例もありますが，不明のまま終わってしまう場合が多いようです。実はどこの施設でも経験しているにもかかわらず，報告するまでに至っていないのではないでしょうか。実態はよくわかっていませんが，SPEという言葉だけが一人歩きしている感があります。

SPEを画像診断的にまとめておきますと，本例のような円形（球状）の陰影の他にも，時に楔状の場合もあり，50％は空洞病変を呈するというように非特異的です。進行すると巨大化します。末梢優位で，無菌性の壊死（＋二次感染）から多発性の空洞が見られますし，胸水貯留も見られます（p.84図34参照）。

症例2のポイント

多発する球状陰影を認め，転移性腫瘍が疑われたが，起因菌は不明ではあるものの経過，画像所見から細菌感染，SPEと考えられた症例である。

症例3 低免疫状態の2歳女児が呈した腫瘤影

平井 本例はB細胞型急性リンパ性白血病と診断され寛解導入療法を行っているときに抗菌薬投与に反応不良な発熱，炎症反応の遷延を認めた2歳の女児です。低免疫の状態でしたのでγ-グロブリン，G-CSFを使用しましたが，改善はなく，胸部X線写真とCTを撮っています。胸部X線正面写真（図13），側面写真（図14）を提示します。

今井 CVが挿入されています。後肋骨の第8～9番目の高さに横隔膜がありますから呼気に近い状態で手を持ち上げられて撮られていて，少し左前斜位です。縦隔，軟部組織の異常は認められません。肺門部周囲に全体的に気管支周囲の濃度上昇を認めます。上肺野の方に比べて中下肺野の方は少し透過性が低下しているように感じます。また，左肺野に比べて右肺野の方は少し透過性が低下しているように見えますが，肩甲骨のようにも見えますか…。

望月 確かに肺門部から末梢への気管支影が強いので，そちらに目が取られますが，左上肺野の肋骨付近を注視してみてください。

今井 左の第3肋骨に重なって楕円形の腫瘤状陰影が見えています。側面写真では，その部位は少し透過性が低下していて，丸い腫瘤影は見えませんが…。

変化する球状・塊状の異常陰影

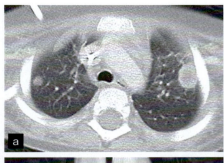
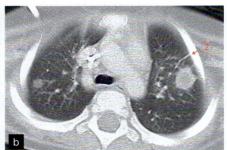
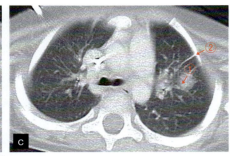
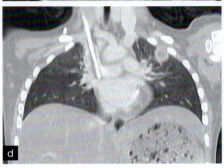
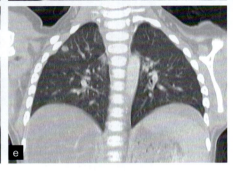

図15a～e　胸部CT（症例3）

望月　肺門の少し上の付近は入り組んでいますから，血管影と重なって隠れてしまって側面では見えないのでしょうね。正面から見ると空気相と病変の境目がはっきりしていても，側面では境目がグラデーションになってしまうようなこともあります。では，所属リンパ節には異常はないですか。

今井　明らかな異常は認めません。

■ 悪性か良性か

平井　それではCT（図15）を提示します。

今井　両側上葉に腫瘤影を認めます。どちらの腫瘤影も胸膜を巻き込んでいるように見えます。腫瘤の内部は不均一で，黒く見えるところがあります。空洞やair bronchogramはありません。胸水貯留や胸膜肥厚もなさそうです。

望月　肺門部の方の腫瘤影には少し気管支が映っているような気がしますが（①↙），いかがですか。

平井　そこは腫瘤の一番底を見ているのですが，その炎症が波及しているのかどうか，おそらく別のものではないかと思います。気管支の通りは少し違うようですね。

望月　これまでの症例と似て，病変は肺の末梢にあり，その周囲には異常な血管や気管は見られません。この程度の大きさなら縦隔を押してしまうとか気管支を潰すまでいかないでしょうし，末梢ですから意外と呼吸に影響がないような状況なのかもしれません。先生方のご意見はいかがですか。

丹羽　瘢痕のような線状影がありますので（②↙），単独の腫瘤というより，炎症を伴っているかもしくは以前に炎症があったことを疑わせるような所見だと思います。

望月　この画像から悪性か良性かを言えますか。

丹羽　小児の場合，形状だけでは判断が難しいですね。悪性腫瘍がある小児の肺結節では境界明瞭の方が悪性の可能性が高いという論文も出ています。

望月　私が学生のときには，肺野の影がshaggy（毛羽立ち）になっていたり棘が出ていたりすると悪性と言われました。こういう尻尾がついていると，オヤっと思うのですが，これだけで悪性とか良性とかは言えないということですね。

■ 侵襲性肺アスペルギルス症

望月　診断はいかがでしたか。

平井　本例は，β-Dグルカンは陰性でしたが，アスペルギルス抗原が陽性でした。

今井　真菌感染症でしたか。

平井　そうです。

望月　アスペルギルス症には，（1）非侵襲性肺アスペルギルス腫・アスペルギローマ，（2）中等度侵襲性肺アスペルギルス症（CNPA），（3）侵襲性肺アスペルギルス症（IPA），（4）アレルギー疾患のアレルギー性気管支肺アスペルギルス症（ABPA）の4型があります。もともとnon invasiveなものは肺アスペルギルス腫で，悪い部位に巣を作って，独特の空洞を形成します。CNPAは三日月状のair crescent signが知られています。非常に悪いのがIPAで，免疫低下の患者さんにみられる型です。これはしばしば血流に乗って急速に広がります。もう1つのアレルギー性気管支肺アスペルギルス症は，喘息，肺炎を起こします。本例は免疫力が落ちている患者さんにみられたIPAと考えられます。

柳町　なぜ大きな空洞が無いんですかね？　空洞があれば典型的なのに。

望月　かつて白血病の子供さんでは必ず病変部分が残ってそれなりの空洞や瘢痕を呈したりしたものですが，治療が進化した今日では，侵襲の前に食い止めら

第6章

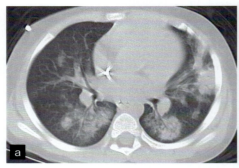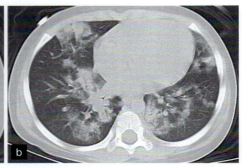

図16ab　胸部CT（参考症例）RSV肺炎

れたのかもしれません。

平井　本例の場合，やはり血流に乗ってきたということになりますか。

望月　血行性と呼吸性では病変の場所が違うというお話を平井先生と交わしたことがありますね。以前に供覧した症例になりますが，気管支行性と血行性の比較をしたRSウイルス症例（図16ab）をお示しします。いかにも気管支から出たような例（a）です。気管支行性ですから，必ず気管支の先にブロッコリー状の陰影ができますが，前述のアスペルギルスの急峻のものは血行性に移りますので場所を問いません。しかし，考えてみますと末梢の血管は細いためひっかかりやすいと思います。意外と隅っこの方に見えるイメージがあります。本例も末梢を狙っているように見えますので，血行性で飛んできたのではないでしょうか。生検した例ではないので確定的ではありませんが，比較していただくと役に立つのではないかと思います。

■ 肺アスペルギルス症の治療について

望月　本例の治療はどうしましたか。

平井　抗真菌薬（ボリコナゾール）の投与により，全て消えました。治療後の胸部X線写真とCT（図17）を提示します。

望月　興味深い症例でした。IPAであれば空洞ができて内部が壊死することがあるのですが，今日の治療の進歩から，そこまでいく前に治癒できる可能性があります。さらに，真菌症は繰り返すことがありますが，本例は繰り返さないで済んでいることにも留意してください。治療が始まると形が変わって典型的な形ではなくなることも興味深いところと思います。

平井　本例の場合，白血病の最初の治療でこうなった例では，よくなっても，その後化学療法をやっていって免疫力が低下するとひょっこり出てくることがよくあります。

望月　そうですね。退院後しばらくするとまた，ということがありますので要注意です。

症例3のポイント

左上肺野に単独の球状陰影を認めた。白血病に対し化学療法中であり，β-Dグルカン陰性，アスペルギルス抗原が陽性であり，アスペルギルス感染症と考えられた。腫瘤内に典型的な空洞形成は認めなかったが，免疫低下からIPAと考えられた症例である。

症例4　前傾姿勢で息苦しい13歳女児

平井　生来健康でしたが，受診1ヵ月前から咳嗽と労作時の意識消失を認めた13歳の女の子です。前傾姿勢をとるようになり，背筋を伸ばすと息苦しさを自覚するようになったとのことです。受診1週間前からは顔面の浮腫，呼吸困難感，陥没呼吸を認めるようになりました。当院受診時の胸部X線正面写真（図18），側面写真（図19）を提示します。

今井　後肋骨の第10〜11番目の高さに横隔膜があ

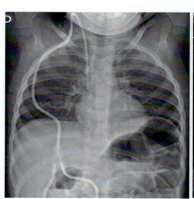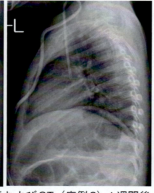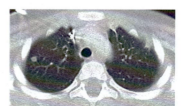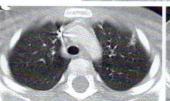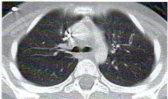

図17　胸部X線正面写真・側面写真およびCT（症例3）1週間後

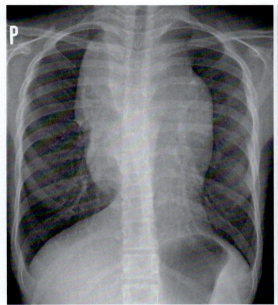

図18 胸部X線正面写真（症例4）

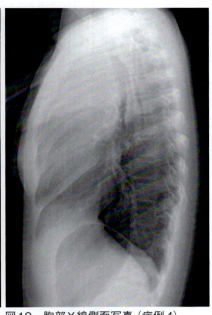

図19 胸部X線側面写真（症例4）

柳町 中央陰影の拡大があり，側面は胸骨の裏が不透過になっています。

平井 咳があり，労作時の意識消失もあり，前傾姿勢の方が楽で，背筋を伸ばすと息苦しいといった症状が重要です。

柳町 仰向けに寝られないのではないですか。

平井 そのはずです。顔面の浮腫と呼吸困難から考えると，どういうことが起きているのでしょうか。

今井 上大静脈症候群のような症状を呈しているかと思いますが，咳とどう繋がるの

りますので，目一杯吸気して撮られたか，もしくは，肋間の開大からすると過膨張の所見かもしれません。気管は明らかな偏位はなさそうに見えます。肺野の明らかな左右差はないと思います。右第1弓が張り出していて，縦隔の広がりが見られます。横隔膜は通常と違い，上にひきつれているように見えます。側面写真でも縦隔は拡大しているようですし，肺野の過膨張を疑う所見もありますし，左の横隔膜が上に引きつれているように見えます。

望月 横隔膜のラインは途中で不明瞭になっています。

でしょうか……。

望月 聴診上の問題はなかったのですか。

平井 聴診上は問題ありませんでした。

■ **心臓を圧迫する実質性病変**

望月 CTに進みましょう（図20〜22）。

平井 この疾患の患者さんは仰向けになると呼吸困難になることが多いので，CTの撮影には非常に注意を払いました。

今井 心臓に覆い被さるように圧迫するマスがあります。気管も圧排を受けています。全体的に気管支が細く描出されているように思います。両側に少し胸水

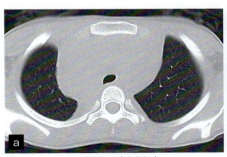 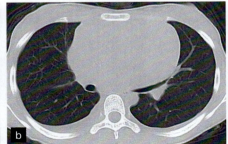 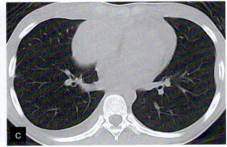

図20a〜c 胸部CT（症例4）

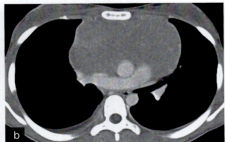 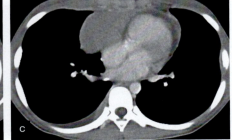

図21a〜c 胸部CT（症例4）

第6章

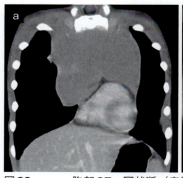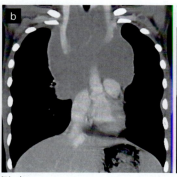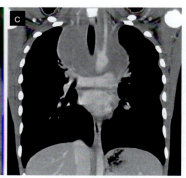

図22a～c　胸部CT：冠状断（症例4）

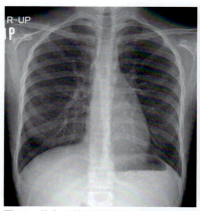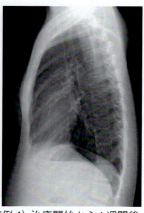

図23　胸部X線正面写真と側面写真（症例4）治療開始から1週間後

がありそうです。

平井　そうですね。前縦隔を中心に軟部腫瘍があり，血管は狭窄することなく走行していますが，気管や両側主気管支内腔は圧排により狭小化しています。

望月　心臓に被さっている実質性病変の内部はどうですか，今井先生。

今井　ほぼ均一ではありますが，もやもやと何か映っているように見える部位もあります。

望月　冠状断（図22）では内部均一と言っていいですか。

丹羽　一部に，細い血管が認められますが，ほとんど均一と言っていいと思います。

望月　石灰化や壊死はありませんが，少し不気味ですね。良性のものでもこういうこともあるかもしれません。それでは結論を教えてください。

■T細胞性急性リンパ性白血病

平井　悪性疾患を念頭に置いた精査により，T細胞性急性リンパ性白血病と診断が付き，寛解導入療法を施行したところ，1週間で腫瘍は著名に縮小し，わからない程度にまで改善しています（図23）。

望月　あの巨大だった腫瘍は，治療が奏効してこんなに小さくなったのですね。意識消失，顔面浮腫，呼吸困難の原因も腫瘍の大きさが問題だったと考えられます。たまたま胸郭の真ん中にあったので気管支が中央に映っていましたが，囲むようにして大きかったということですね。苦しかったでしょうね。腫瘍は重いのでしょうね。

柳町　柔らかいけど重いですね。

平井　このような症例が当院に集まってくるのですが，やはりCTを撮るときが一番怖いですね。

望月　舌が大きい子供さんや扁桃腺肥大の子供さんで仰向けになって気道閉塞を起こすことがありますが，中気道，下気道でもこのような症例があるということで，症状ともども，注意する必要があります。

　症例4のポイント　

白血病による呼吸困難を伴う前縦隔腫瘍の一例である。上大静脈症候群を呈しており，また，気管を圧排していたため，CTの撮影時などに特に注意が必要であった。

症例5　**陥没呼吸をきたした1歳2ヵ月男児の塊状影**

平井　もともと元気な男の子でしたが，約1週間前から咳嗽を認めて近医を受診し，抗菌薬の内服をしていました。しかし改善がなく，陥没呼吸が出現したので再度前医に行き，さらに当院に救急搬送になりました。そのときの胸部X線正面写真（図24）を提示します。仰臥位で撮影されています。

今井　仰臥位で，おそらく背中に押しつけたせいでビヤ樽状になっていますし，鎖骨はこんな上にあります。少し斜位です。右肺野は過膨張のように見えます。右肺野の透過性が低下していて気管がはっきり見えませんが，透過性が低下した部分に何か見えます。

平井　右肺にあるのはボリュームがあるものでしょうか。無気肺であれば当然縦隔はもっと右に寄るでしょうけれど，縦隔は偏位していないですね。少し斜位なので難しいところですが。

望月　右肺の境界がどこにあるかが重要です。いかがですか，今井先生。

今井　この辺が辺縁（①↙）ではないかと思います。

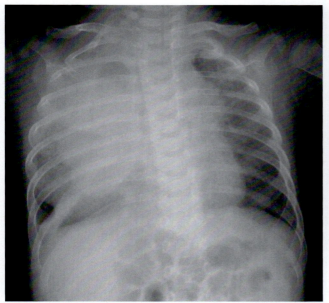

図24　胸部X線正面写真（症例5）[矢印は部分再掲図に記載]

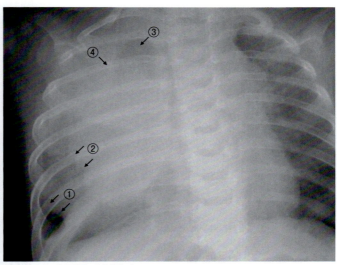

図24の部分再掲（症例5）

望月　すると，その内側にある線（②↙）は何か別のものであると。その右の上葉にある黒く抜けたところ（③↙）は普通に見れば空洞と思われます。それにしてもあまりspace occupyの状況がなく偏位していないので平たいものかなとつい思ってしまいます。通常の胸腺のようなペラペラものではなく，コッペパンみたいなものがあるとすれば，やはり偏位がなければ話がつかないことになります。

柳町　下部（②↙）は辺縁が追えますから腫瘤性病変で，上部（④↘）は肺の一部のように見えませんか。

望月　そうですね。仰臥位ですので上に胸水が貯まっている可能性もあります。右上部も決してきれいではないですね。苦しそうな呼吸をする理由がよくわかります。さらに言えば，右下肺野にやけに明るい部位があり，肺の血流が見えませんね。

平井　胸腺は基本的には気管を圧排しませんから，呼吸苦はあまり出てこないと思います。

柳町　心陰影の右縁がはっきりしませんから病変は腹側にあるような気がします。

望月　塊でもありますが，前の方に垂れ下がってくるものという印象があります。扁桃腺腫大と同じで，胸腺腫大というものがありますが，胸腺腫瘍とか胸腺腫になるとまた別になってくると思います。

■ **上/前縦隔腫瘤の診断で摘出**

平井　それでは，前医で撮影されたCT（図25, 図26）を提示します。

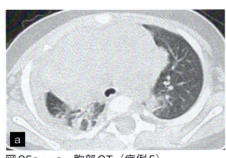 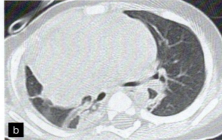 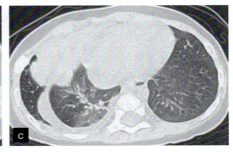

図25a〜c　胸部CT（症例5）

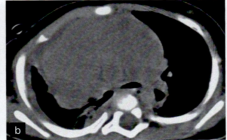 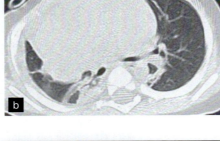 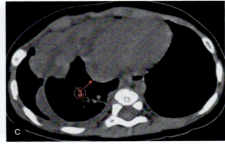

図26a〜c　胸部CT（症例5）

第6章

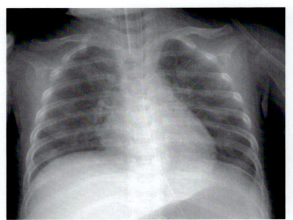

図27 胸部X線正面写真（症例5）治療後

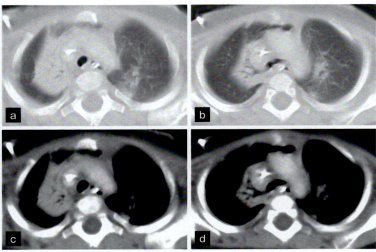

図28a～d 胸部CT（症例5）治療後

望月 柳町先生が読まれたようにここまで（①✓）は肺であり，周囲に三日月になって胸水があるので二重に見えたわけですね。

柳町 前縦隔腫瘤を作っているわけですね。前縦隔プラス肺側に張り出すものと。

望月 この塊（②✓）は全部腫瘍だと思うのですが。

柳町 右下部背側（③↗）は心臓っぽいですね。

望月 診断はいかがでしたか。

平井 本例はCTから上／前縦隔腫瘤と診断した後，非常に呼吸が悪いため，摘出手術が施行されました。病理による組織診断の結果，ランゲルハンス細胞組織球症（LCH）と診断され，その後プロトコールにのっとり化学療法が施行されました。

望月 気管支周囲に浸潤影がありますので，そこにも炎症があると思います。

柳町 前縦隔のものは胸腺ですか。

望月 ランゲルハンス細胞で胸腺が腫れてもいいのですね。LCHの浸潤臓器では骨がよく知られていますが，胸膜浸潤の報告もありますね。

平井 続いて，腫瘍摘出後の胸部X線単純写真（図27）とCT（図28）を提示します。

丹羽 CTでは言い切るのは難しいですが，おそらくエコーでは鑑別が可能だと思います。

平井 混在していて，まとめてとるしかなかったのでしょう。病理でも普通にリンパ球が染まっていました。本来，胸腺にランゲルハンス細胞は存在しないので，既存の胸腺組織と混在する縦隔腫瘤ということだと思います。

症例5のポイント

胸腺を巻き込んだ前縦隔腫瘍の1例である。摘出した腫瘍の病理から，ランゲルハンス細胞組織球症と診断した。

症例6　健診で腫瘤影を発見された15歳男児

平井 生来健康な15歳の男子ですが，健診で胸部異常陰影を指摘され，精査のため当院呼吸器内科を受診し，小児科に意見を求められたという症例です。当院で撮影した胸部X線正面写真（図29）と側面写真（図30）を提示します。

今井 正面写真で後肋骨の第10～11番の高さに横隔膜が来ていますので吸気と思われます。縦隔や骨軟部組織は特に異常がなく見えます。少し側湾があるように見えます。やや心拡大があるようにも見えますが，いかがですか。

平井 心胸郭比（CTR）は約45%です。心臓の問題のないお子さんです。

今井 肺野では，右下肺野に楕円形とも索状とも言えるような透過性低下を認めますが，これは側面写真でははっきりわかりません。

平井 診断が出る前，私はこれを見て肺炎を疑いました。しかし，呼吸器の先生は癌とおっしゃるのです。先生方はいかがですか？

丹羽 年齢からすれば，普通はすぐに癌を考えることはないですね。それより頻度的に炎症が多いですし，索状影が見られる炎症像はよくあると思います。

望月 小児科医は肺癌を一番には考えませんが，無症状であるとか，他の情報も含めて考えを進める必要があると思います。CTに進みましょう。

今井 CT（図31）では右下葉$S^{9～10}$末梢に辺縁が不整で内部不均一の腫瘤陰影を認めます。胸膜とは関係していなさそうですが，血管収束像を伴っています。

平井 肺門・縦隔リンパ節に有意な所見を認めておりません。

柳町 CTでは炎症ではなさそうに思いますね。

変化する球状・塊状の異常陰影

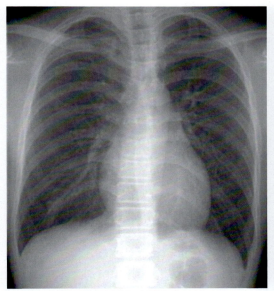

図29　胸部X線正面写真（症例6）

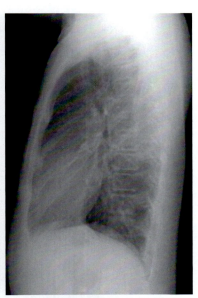

図30　胸部X線側面写真（症例6）

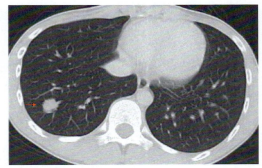

図31　胸部CT（症例6）

のTBLB（経気管支肺生検）で腺癌の診断が付きました。単孔式完全鏡視下手術で切除後に，化学療法を施行しています。本例は呼吸器外科の岩崎教授と中川先生からご提供いただいた症例です。このCT所見からは当然，腺癌を疑いますか？

柳町　年齢を抜きにすれば，ギザギザのspiculation（→）を考えれば腺癌でいいと思います。

丹羽　そうですね。最初は血管腫やhamartomaを疑う場合が多いかもしれませんが，spiculationを見たら変だということになると思います。

望月　小児の胸部X線写真で腫瘤性病変を見たときにはご指摘のhamartoma（図32↙），血管性の腫瘤性病変も鑑別になりますね。血管性病変では，肺動静脈形態異常（arteriovenous malformation, AVM）（図33↘）も念頭に置くとよろしいと思いますので，これまでに経験したそれらの症例を供覧します。本例の癌の画像と比較すると，どちらも腫瘍の境界がはっきりしています。

私はこの35年間で1例だけ小児の気管支原発の癌を経験したことがあります。

丹羽　私は10歳代の小児でしたが，多数の転移を来した症例を経験したことがあります。小児の肺癌はかなり悪性度が高いものもあるという印象があります。

望月　小児科医が肺癌と遭遇するのは一生に1回程

平井　15歳ということを考慮しても，そうですか。

柳町　それはまた別に考えます。

丹羽　15歳で癌の頻度は極めて低いと思いますので，まずはhamartoma（肺過誤腫），血管腫なども考えることになると思います。

■ 小児でも肺癌を疑う理由：spiculation

平井　本例は，気管支鏡検査を施行し，右$S^{10}b$から

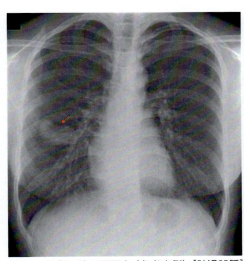

図32　胸部X線正面写真（参考症例）[肺過誤腫]

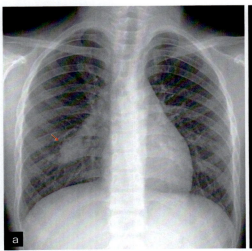

図33ab　胸部X線正面写真・側面写真（参考症例）[肺動静脈形態異常（AVM）]

第6章

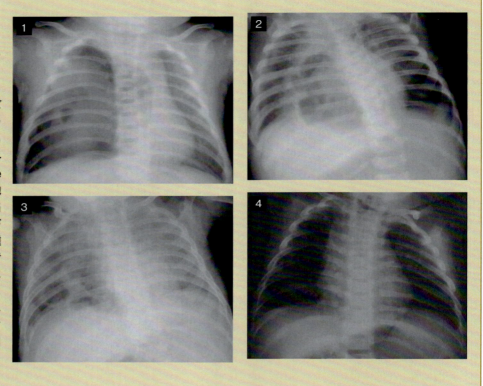

【参考画像】Pneumatocele

小児呼吸器のX線写真で球状・塊状の異常陰影を呈した例として，pneumatoceleの画像を供覧します。Pneumatoceleは肺気瘤とも呼ばれ，黄色ブドウ球菌，クレブシエラ等による大葉性肺炎後に見られる単房性嚢胞のことです。これは外傷でも出現します。Pneumatoceleは肺胞隔壁の破壊を伴わない肺胞の拡張と考えられているため，当初は実質性，腫瘤性の所見ですが（図34-1），次第に局在性の肺気腫様の所見となり（同-2），数週間で壁が薄くなって（同-3），最終的に消えてしまう（同-4）ようです。抗菌薬の進歩から，最近は見られなくなりましたが，今回のテーマである「変化する肺の実質性陰影」としては，大変興味深いものです。

図34　胸部X線正面写真（参考症例）[pneumatocele（黄色ブドウ球菌性肺炎）]

度かもしれませんが，少しでもおかしい陰影だと思ったらアンテナを伸ばしておかないといけないですね。

症例6のポイント
学校健診で指摘された索状陰影の一例である。胸部CTでspiculationを認め，TBLBで腺癌の診断に至った。単孔式完全鏡視下に切除された。

むすび

望月　今回は，我々，小児科医に馴染みの少ない球状，塊状などの異常陰影を呈する疾患を中心に読影を行いました。日常診療の胸部単純X線写真において，特に，大きさの変化する異常陰影を呈した症例を集め，詳細な議論を行ったわけですが，ひとつに，小児の患者では良性も悪性も認められることが確認できたと思います。最近のCTやMRIの解像度には目を見張るものがありますので，以前とは比べものにならないほど，適切な診断を行うことができると思われますが，SPEを含めて，この分野の陰影の解析は遅れている印象があります。これには，原因（菌）が明確にならないと学会報告や論文作成が敬遠されること，また，大きくなる場合は注目するのですが，縮小した場合，その後を追わなくなってしまうことなどの反省もあるかもしれません。これを機に，これまで以上に注目したいと思いました。ご参加の先生方，今回も様々なご意見をありがとうございました。お礼申し上げます。

【関連文献】
- 単行本『明解 画像診断の手引き／小児呼吸器領域編／監修：森川昭廣，筆者：川崎一輝，望月博之』（国際医学出版 2006年発行）
- 単行本『明解 画像診断の手引き／小児呼吸器領域編2―より実践的に―／筆者：川崎一輝，望月博之』（同上2011年発行）

（2016年8月初出）

第7章
難治性呼吸器疾患における胸部X線写真の読み方

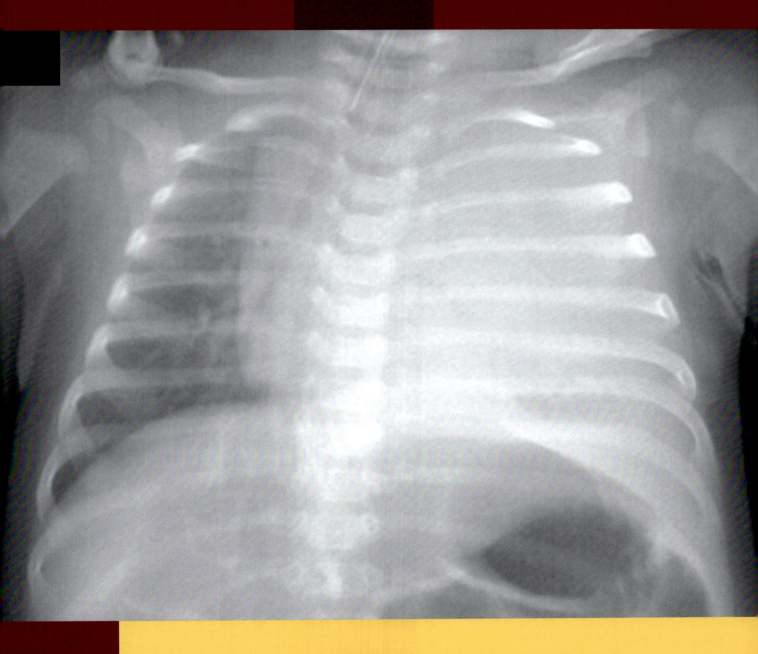

望月 博之
＋
丹羽 徹・平井 康太・田端 秀之
＋
石丸 雅矩・近藤 芳美

第7章

難治性呼吸器疾患における胸部X線写真の読み方

　難治性，治療抵抗性の呼吸器疾患では，最終診断が当初と大きく異なったり，隠れていた合併症が経過中に特定されることは決して稀ではない。さらに，罹患期間が長くなれば，原疾患の変遷だけでなく，治療手技や治療薬によって新しい臨床症状が加わることも，しばしば経験する。
　このような疾患の胸部X線写真の読影は，誰でも苦手に感じるものである。初診時からの医師にとっても，また，主治医交代により途中から担当になった医師にとってもしかりである。これまでこのシリーズでは，注目されていなかった小児呼吸器疾患の分野の特集を多く扱ってきたが，今回は特に避けて通りたい小児の難治性，慢性呼吸器疾患を敢えて対象として選んだ。診断の進め方については勿論，治療法についても十分に議論できればと考えている。

　望月（司会）　日常診療では一筋縄ではいかない疾患が少なくありません。本日はそんな中から，診断・治療にたいへん苦労した疾患を集めてみました。題して，「難治性呼吸器疾患における胸部X線写真の読み方」です。東海大学医学部専門診療学系小児科学講師の田端秀之先生と平井康太先生に症例紹介を，東海大学専門診療学系小児科学臨床助手の石丸雅矩先生と近藤芳美先生に読影をお願いしております。また，東海大学医学部専門診療学系画像診断学准教授の丹羽徹先生をコメンテーターとしてお迎えしました。誰しも苦手に感じてしまうかもしれないような疾患ばかりですが，改めて勉強するつもりで積極的に発言していただきたいと願います。

症例1　遺伝子検索まで行われた3歳女児

　望月　さっそく最初の症例を検討したいと思います。田端先生から紹介をお願いします。
　田端　3月某日に鼻汁と咳嗽が出現して4日後から発熱を認めたため，その翌日にクリニックを受診しました。鎮咳薬と去痰薬を処方されましたが，その翌日夕方から呻吟が出現し，哺乳不良となり二次救急病院を受診されました。その際チアノーゼを認め，SpO$_2$は77％と低値でした。同院での血液検査とX線所見より肺炎，播種性血管内凝固症候群（DIC）の診断で当院へ転院搬送となっています。
　出生歴や既往歴に関しては，胎児期に特に異常を指摘されることはなく，経腟分娩の出生で，在胎週数は

40週2日，出生体重3,072gでした。Apgar scoreは不明ですが，出生時から特記すべき既往はなかったとのことです。
　望月　石丸先生，当院入院時の胸部単純X線写真（扉&図1）を読影してください。
　石丸　仰臥位で呼気時，やや斜位で左前に撮られた写真と思われます。肺野を見ますと，左側に著明な透過性低下が見られます。
　望月　仰臥位であることを考えれば，鎖骨の場所が少し寄ってはいるものの決して悪い写真ではなく，読影に値しますね。胸部と腹部を一緒に撮って腹部のガスも見ていますので，いろいろな病気を疑ったのかもしれませんが，胸部に限って言えば左肺が異常です。どんな状態と考えますか。
　石丸　縦隔が左に引っ張られている所見はなく，左肺の容積減少はないようですから，無気肺ではないと考えられます。
　望月　そうですね。左肺はむしろ右の方に傾いていますから，何かそこに占拠するものがあるかもしれないという見立てになります。丹羽先生，追加すべき所見はありますか。
　丹羽　少し鎖骨のところで体を押さえていますから，斜位というよりも少しシフトしているのだと思います。
　望月　それも差し引いて考えなければいけないですね。赤ちゃんは肝臓も大きいですが，この症例はガスもあって大きいですから，どうしても肋骨が上に押し上げられてしまいビヤ樽状になっています。本来，肋

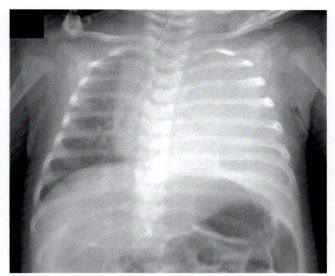

図1 胸部X線正面写真（症例1）当院入院時

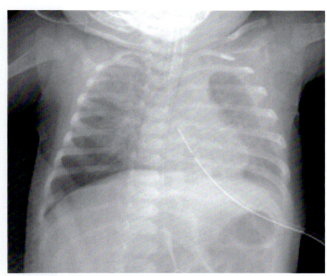

図3 胸部X線正面写真（症例1）胸腔ドレーン留置後

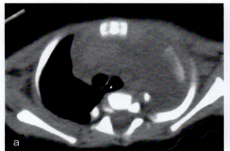

図2a〜c 胸部CT（症例1）当院入院時

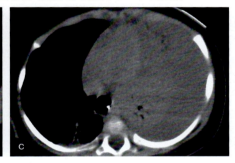

骨はもう少し下を向いています。

■ 診断と治療

望月 それからどんな検査が行われましたか。

田端 低酸素血症が著明でしたので気管挿管を行い，診断をする目的でCT検査もしています（図2）。

石丸 左肺を占拠するような，胸水が貯まっているように見えます。

望月 これだけ大きいものが占拠していれば片肺で呼吸しなければならず，呼吸困難に陥ってしまいます。

では，本例の診断と治療を紹介してください。

田端 縦隔偏位があり，主治医は膿胸によるものだろうと判断して胸腔ドレーンを留置して排膿を試みました。胸腔ドレーン留置後の胸部単純X線写真が図3です。

■ フォロー中の画像の変化

田端 その後のフォロー時の単純X線写真を示します。6病日（図4）と退院後（図5）です。

石丸 6病日には左肺の改善が見られますが，右肺

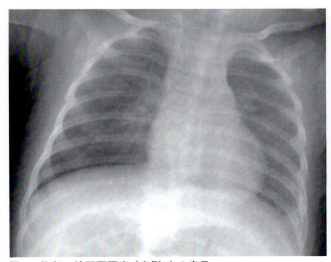

図4 胸部X線正面写真（症例1）6病日

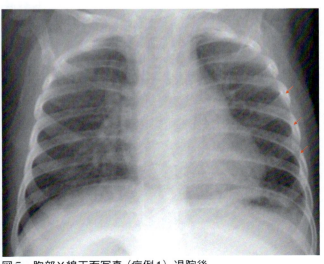

図5 胸部X線正面写真（症例1）退院後

第7章

と比べると容積減少があるように見えます。肺野の左右差は明らかに改善していますが，左のCP-angleはややdullにも見えますので，まだ液体成分の貯留が少しあるのではないかと思います。

望月 田端先生から付け加えることはありますか。

田端 6病日では右横隔膜は第6肋骨前面と交差するぐらいの位置ですから，しっかりとした吸気で撮影できていると判断しますが，左肺の容量はやや低下していますので，まだ膿胸で虚脱した肺が十分拡張しきっていないのではないかと思います。退院後は，あまり左右差がなくなっているように見えますので，左肺の容積は徐々に戻ってきているように思います。

望月 退院後の写真では，左の胸膜が少し厚いような気がします。普通では見えない線（図5↙）がはっきり見えます。もしかするとまだ炎症が残っているのかもしれません。

■ **溶連菌 S. pyogenes 検出**

望月 結論として，膿胸の原因は何でしたか。

田端 培養で溶連菌 Streptococcus pyogenes が検出されたこともあり，免疫不全がベースにあるのではないかと疑ってさまざまな検査が行われましたが，結果的には特に免疫機能には問題がなく，何が誘引になったか判明していません。

平井 家族も全員調べて欲しいという要望があり，遺伝子の検索まで行ったところ，家族中が同じ溶連菌でした。本例は，劇症型の溶連菌が話題になっていた時期の症例で，神奈川県が無料で全例調査を実施しており，その際に膿胸も調査対象になっていました。

望月 生後3ヵ月という年齢は母親からの受動免疫が低下し続けているときですから，致死的な状態に至ったと思いますが，幸い一命を取りとめました。その後は元気であるということです。乳児の溶連菌による膿胸ということで，非常に興味深い症例だったと思います。

> **症例1のポイント**
>
> 細菌性肺炎から膿胸を併発した症例です。今回の原因菌である劇症型溶連菌による感染症は，その名のごとく突発性に発症しますが，特に免疫力の弱い乳児においては急激に進行することに注意が必要です。

症例2　治療が長引いた1歳女児の溶連菌感染症

田端 6月某日に発熱と鼻汁と咳嗽が出現したので，翌日に近医を受診し，咽頭の発赤を指摘された1歳の女児です。その時点では抗菌薬は処方されず経過観察となりましたが，2日後も発熱が続き，同日の午後よ

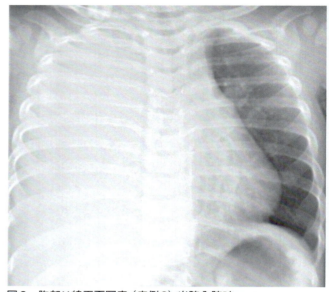

図6　胸部X線正面写真（症例2）当院入院時

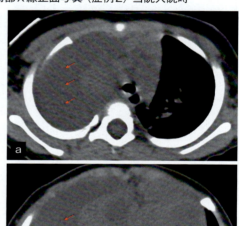

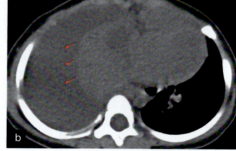

図7ab　胸部CT（症例2）当院入院時

り呼吸困難が認められるようになり，活気も見られなくなったということで休日診療所を受診しました。そのとき呼吸窮迫症状が強かったため二次救急病院へ紹介となり，X線撮影を行ったところ右肺野の含気が見られず，無気肺と診断され，当院へ救急搬送となっています。出生歴につきましては，在胎33週1日で，出生体重は1,466gの早産，低体重児です。Apgar scoreは1分値9点，5分値9点でした。予防接種歴に関しては，定期接種はしっかりと受けておられます。患者さんのお姉さんが通う幼稚園に溶連菌に罹患したお子さんがいて，1週間ほど前にお姉さんも発熱をきたしたということです。ご両親とお兄さんには特に症状はありませんでした。

望月 それでは石丸先生，当院入院時の胸部X線写

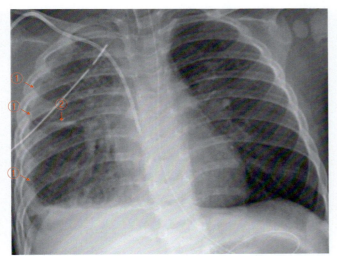

図8 胸部X線正面写真（症例2）胸腔ドレーン留置後

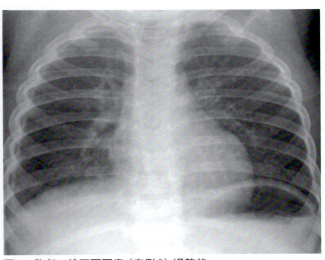

図9 胸部X線正面写真（症例2）退院後

真（図6）を読んでください。

石丸 臥位撮影です。右肺野は透過性が極端に低下し，air bronchogramは見られず，縦隔が左側にシフトしているように見えますので，右には何か占拠性の成分があると思われます。横隔膜のラインが見えなくなっています。

望月 気管が曲がって左側に偏位していますので，間違いなく右に何かあるのでしょう。
それでは胸部CT（図7）はどうでしょうか。

石丸 右肺野は占拠性の成分に占められているように見えます（↙）。

■ 胸腔ドレナージで陰影軽快

望月 本例も胸腔ドレーンを留置してドレナージが行われました。ドレーン留置後（図8）にはどんな変化が見られますか。

石丸 気管挿管チューブ，CV挿入，NGチューブが見られます。右肺の透過性低下は改善し，気管偏位もないように見えます。前回より透過性はかなり改善していますが，大きさに左右差がありますので，虚脱した部分が残っているのではないかと思います。

望月 肺がまだ虚脱して小さくなっていることはどこを見て判断しましたか。

石丸 右の横隔膜のところです。

望月 ガスを見ると，立位ではないようです。水が多ければ横向きになっていても当然CP-angleに貯まります。

平井 ICU管理をしていますので，胸水を見たくて坐位で撮っていると思います。

望月 右のここ（①↘）に線が走行していますので，何らかの形で空間があり，まだ本当の肺ではないと考えられます。ですから，右肺は肺門が濃い目に出てしまっているということだと思います。

丹羽先生から追加する所見はありますか。

丹羽 葉間胸水が少しあります（図8②↓）。

望月 そうですね。Minor fissureのところに胸水が貯まっているということから，右肺はまだまだ本来の状態ではないことがわかります。

■ 診断と治療

望月 本例の診断はどうでしたか。

田端 穿刺吸引した胸水と血液，鼻腔からそれぞれ溶連菌が検出され，溶連菌による膿胸，劇症型の溶連菌感染症と診断しました。

望月 ごく普通の元気な子供さんがこんな重い病気になったのですね。その後どんな経過でしたか。

田端 本例は治療に難渋し，一回悪化しました。胸郭の肺と胸壁の間に隔壁構造ができてしまい，それを溶解するためにウロキナーゼの胸腔内注入をしました。手術は回避できましたが，かなり治療に時間を要しています。しかし退院されて現在は元気にしておられます。退院後の単純X線写真が図9です。

石丸 胃泡は横隔膜の直下にあるので立位と思われます。透過性の左右差はかなりなくなり，膿胸の改善が窺われます。

望月 退院後も右のラインと丹羽先生が指摘された葉間胸水の所見が残っていますが，お元気とのことで安心しました。昔でしたら亡くなっていたような症例です。かつて結核による胸膜炎の患者さんは，線維素のフィブリンが出てきてカチカチになり，肺が小さくなる方が多かったのですが，本例ではそれを溶かす治療が功を奏したと思います。

平井 丹羽先生にお聞きしたいのですが，フィブリンが出て隔壁ができてしまった場合には，単純X線写真でわかりますか。

丹羽 それは難しいと思います。例えば，立位で

第7章

きれいに貯まらなかったら，隔壁を疑うかもしれません。CTでも均一でなく偏った貯まり方をしている場合がありますので，そういう場合には隔壁を考えます。

望月 外科的な処置は大技になってしまうので，できたらドレナージだけで何とかしなればと思います。

平井 最近では胸腔鏡でできてしまいますので，早くオペを行った方が予後が良いのではないかという考えもあるようです。

　症例2のポイント　
症例2も劇症型溶連菌による膿胸の症例です。最近，劇症型溶連菌感染症の増加が報告され，注目に値しますが，ダメージの大きな疾患ですので，治療についても後遺症を残さないよう，最大限の配慮が必要です。

症例3　免疫抑制中に喘鳴が出現した9歳男児

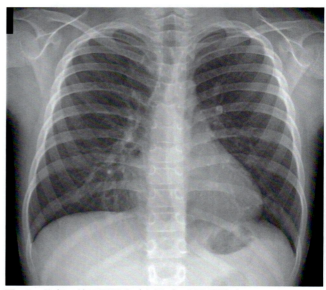

図10　胸部X線正面写真（症例3）当院受診時

田端 6歳時からネフローゼ症候群を発症し，プレドニゾロンを内服していました。7歳から免疫抑制剤としてシクロスポリンを併用していて，同時期から咳嗽と呼気性喘鳴が出現し，その時点で近医にて気管支喘息と診断されています。9歳になってから3回喘息発作と診断され，入院して全身性のステロイド投与を受けましたが，喘鳴は全く消失することがなかったため，原因精査を目的として当院を紹介受診されました。

望月 ステロイド投与の前に喘息治療薬をガイドラインに準拠して使用していましたが改善しなかったということでした。石丸先生，当院受診時の胸部単純X線写真（図10）を読んでください。

石丸 吸気で正面からの撮影です。右の肺門部の気管支陰影が増強し，心陰影とシルエットサイン陽性に見えます。CP-angleは両側ともにsharpですので胸水は否定的です。

望月 左肺門部にはシルエットはないようですね。では，Waters法で撮った頭部X線写真（図11）はどうですか。

石丸 副鼻腔の含気が乏しいように思います。

望月 患児は含気が十分な年齢のはずですが，エアがないか，あるいはあっても非常に小さいことがわかりますので副鼻腔炎があると思われます。他に既往はありますか。

田端 ネフローゼ症候群があり，漏斗胸です。

望月 それではCT（図12）を読んでください。単純X線写真と同時期です。

石丸 単純X線写真では右の肺門部，中肺野，下肺

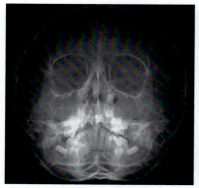

図11　頭部X線写真（症例3）Waters法

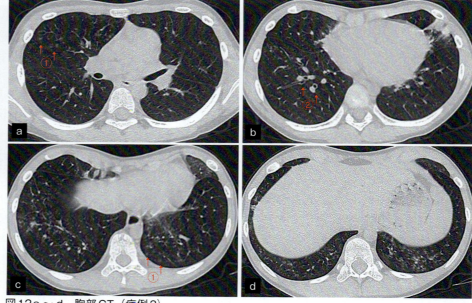

図12a〜d　胸部CT（症例3）

90

野に陰影がありましたが，CTでは左に無気肺が見られます。

望月 右の中葉，下葉，心陰影にかかる影だけではなく，左でも下方に下がるに従って影が見えるということは，長い間に形成されたものかもしれません。田端先生から加えるべき所見はありますか。

田端 肺の区域と一致しない血管陰影に沿った粒状の陰影が多数見られるところ（図12①↑）と，右下葉の気管支壁の肥厚が目立つところ（同②↑）を異常と考えました。

望月 粒状影は血管に沿っていることが多いですから，気管の太さと形も気になります。

入院時に行った肺機能検査の結果はどうですか，石丸先生（図不掲載）。

石丸 フローボリューム曲線が下に凸になっています。気管支拡張薬プロカテロール吸入後でもあまり改善がないように思います。

望月 FeNO（呼気中一酸化窒素濃度）値は14.8 ppbと，ステロイドを使っていても低目と思います。

■ 診断と治療

田端 肺機能検査により，気管支拡張薬に反応がなく，気道狭窄の可逆性がないことや，呼気のNO濃度が低く，喘息の治療はしっかりされていると思われることから，喘息は否定的と考えました。びまん性汎細気管支炎を疑い，診断基準を満たしていることから，最終的には，びまん性汎細気管支炎と診断しました。

治療は，マクロライド系抗菌薬クラリスロマイシン（CAM）の少量内服を開始し，6ヵ月後に再度CTを撮影しました（図13cd）。その間，治療開始から1ヵ月ほどで喘鳴は完全に消失して，肺機能も徐々に改善していきました。

望月 治療前のCTでは，肺野に粒状の陰影が気管支影の周囲に見られますが（↗），治療後に消失しています。丹羽先生，これはtree-in-bud appearanceと読んでいいですか。

丹羽 Thinスライスにするともう少し分かりやすいと思います。小葉間隔壁の肥厚はなく，場所的には小葉中心性と思いますので，気道性につながってくるような分布だと思います。

望月 もともとネフローゼ症候群の治療でステロイド薬も使っていましたが，それで発症したわけではないのですね。

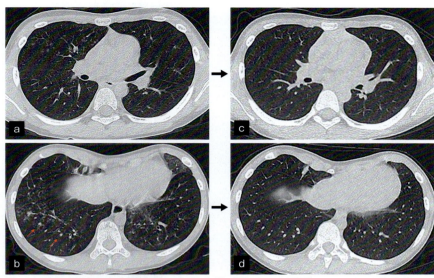

図13a～d　胸部CT（症例3）ab：治療前（図12から再掲），cd：CAM治療後

田端 びまん性汎細気管支炎の原因として感染を繰り返すことが考えられていますが，本例の場合には長期にわたり免疫抑制療法を行っていて免疫が抑制されていたことで感染を反復していたことが原因だったのではないかと推測しています。ネフローゼは寛解を維持していましたので，ステロイドと免疫抑制剤を中止できるまでCAMの少量内服を継続して，免疫抑制療法の終了後にCAMも中止しています。

望月 喘息以外の疾患があったことがわかりました。症状が改善したのはありがたいことです。びまん性汎細気管支炎は，両側びまん性に存在する呼吸細気管支領域の慢性炎症を特徴とした呼吸障害をきたす疾患です。高率に慢性副鼻腔炎の既往あるいは合併を認めることから，副鼻腔気管支症候群に一括されて，何らかの呼吸器系の免疫学的防御機構の障害が想定されています。本疾患は小児では非常に稀だと思いますが，抗菌薬が効いたことを強調したいですね。

症例3のポイント

びまん性汎細気管支炎は小児には稀で，呼吸器症状が治療抵抗性のため，難治性の喘息として扱われる症例もあるようです。厚生労働省特定疾患びまん性肺疾患調査研究班の診断基準（1998年）を基に診断しております。

症例4　**湿性咳嗽と痰が続いている8歳女児**

平井 2歳時から喘鳴を認めることがあり，近医で喘息と診断されていましたが，長期管理薬は使用されていない状況でした。7歳時に湿性咳嗽が遷延し，右中葉の無気肺が遷延していて中葉症候群と繊毛機能不全症が疑われ，精査目的で当院へ紹介受診されました。

第7章

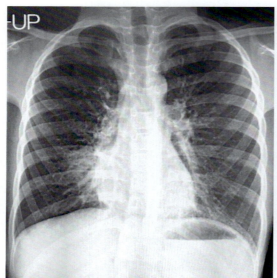

図14 胸部X線正面写真（症例4）

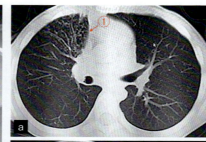
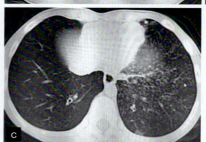

図15a〜c 胸部CT（症例4）

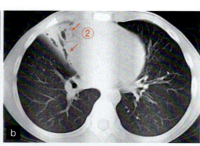
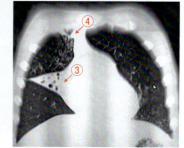

図16 胸部CT：冠状断（症例4）

胸部聴診でcoarse crackles，wheezeともに聴取されています。

望月 近藤先生，当院受診時の胸部単純X線写真（図14）を読影してください。

近藤 立位で吸気時の撮影と思われます。鎖骨は左右対称ですので正面からの撮影です。両側の肺門部に透過性低下が認められます。また，心陰影と重なる陰影を左右の下肺野に認めます。

望月 特徴的な陰影を呈していますね。丹羽先生，追加すべき所見はありますか。

丹羽 上肺野の透過性が亢進しているような気もしますが，読み過ぎかもしれません。肺門部に高吸収域があるように見えますが，これは写真の条件でしょうか。元の写真を見ないとわかりません。

望月 それでは，近藤先生，同時期の胸部CT（図15）はどうですか。

近藤 右上葉の前方にびまん性に気管支壁の肥厚が認められます。右中葉には無気肺のような像があり内部に気管支透亮像を伴っています。左下葉には粒状影が見えます。

望月 左右ともに粒状影と言いたくなるような陰影が強く，気管支拡張像，無気肺も見られます。

丹羽 Tree-in-budも見られますね（①↙）。

望月 そうですね。冠状断（図16）も特徴的です。こうしたレンコンのような像（②↙）の症例では，緑色の痰がいつも出るような印象がありますが，いかがですか，平井先生。

平井 湿性咳嗽が果てしなく続いています。

望月 CT上の特徴的な部位（③↙）は中葉舌区症候群と捉えていいでしょうか。

平井 そこは中葉でよいと思います。気管支拡張症は通常，中葉と舌区と左下葉が多く，本例はどちらかといえば典型的な感じですが，右上葉も悪い（④↙）のは少し珍しいように思います。繊毛異常や免疫異常はありませんでした。

■ 診断と治療

平井 本例は，これだけの粒状陰影を呈していますし，肺炎を繰り返してきた患者さんですから，二次性の気管支拡張症と考えています。英国胸部学会（BTS）の気管支拡張症ガイドラインによると，排痰と感染を防ぐことが治療の二本柱です。本例では去痰薬と，感染予防ため少量マクロライドを使っています。

症例4のポイント

いわゆる中葉舌区症候群の症例です。かつての抗菌薬の効果が弱かった時代では，繊毛運動機能低下や免疫能低下がみられない症例でも散見されました。気管支拡張症は非可逆性で難治ですので，日常生活の管理も重要になります。

症例5　感冒・肺炎を繰り返す10歳1ヵ月女児

平井 5歳時に湿性咳嗽が続き，他院で右肺に無気肺が認められ，マイコプラズマ肺炎（血清抗体価2,560倍）ということで抗菌薬を投与され，咳嗽は消失しました。その後，6歳時にマイコプラズマ（血清抗体価2,560倍）と細菌の合併性肺炎ということで加療（セフトリアキソン＋CAM）され，咳嗽は約1ヵ月後に消失しましたが，無気肺は増悪したので，その後も少量マクロライド系薬や去痰薬の投与を継続しました。しかし改善は乏しく，約2年間続く無気肺として，7歳

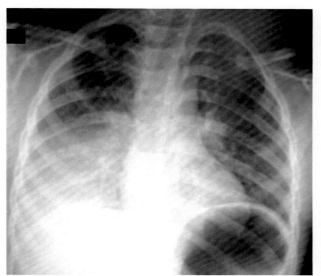

図17　胸部X線正面写真（症例5）初回のマイコプラズマ罹患直後，5歳

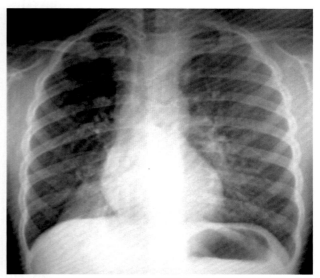

図19　胸部X線正面写真（症例5）2回目のマイコプラズマ罹患時，6歳

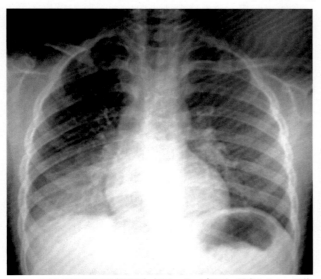

図18　胸部X線正面写真（症例5）初回マイコプラズマ罹患から1ヵ月後

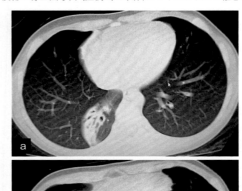
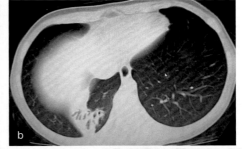
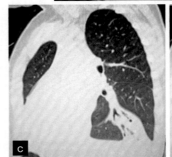
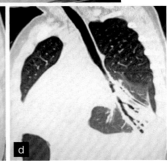

図20a〜d　胸部CT（症例5）図19から3ヵ月後

時に当院紹介となっています。当院では気管支拡張薬貼付薬・去痰薬・LTRA・SFC吸入などを行いましたが，無気肺は残存したまま，現在10歳1ヵ月です。その間もたびたび感冒に罹患し，増悪・改善を繰り返す状態だったため，気管支鏡検査も施行しております。

望月　まず初回のマイコプラズマ肺炎罹患直後の胸部X線写真（図17）を検討したいと思います。近藤先生，読影をお願いします。

近藤　立位で正面からの撮影です。横隔膜は第5肋間と接していますので，完全に吸気というより少し呼気かと思われます。気管がやや右側に偏位しています。右下肺野に透過性低下が認められますが，心陰影とシルエットサイン陰性です。左下肺野にも右ほどではないですが透過性低下が認められます。

望月　正面ですが少し肩を落としてしまったせいか気管が傾いています。一番の所見は右中・下肺野の影ですが，左側にも異常が見られます。

平井　マイコプラズマ肺炎罹患から1ヵ月後の胸部単純X線写真が図18です。

近藤　立位で正面の写真と思われます。初回の図17と一致する位置に透過性低下が認められます。

平井　次に，6歳で罹患した時の単純X線写真（図19）を示します。

第7章

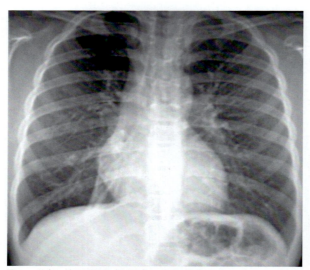

図21　胸部X線正面写真（症例5）2回目の罹患時（図19）から2年後

近藤　今回も右下肺野に透過性低下を認めますが，左側にも透過性低下がありそうです。

望月　マイコプラズマ肺炎を1年後にもう1回罹患するというのはむしろ珍しいかもしれません。では，このときから3ヵ月後のCT（図20）はどうですか。

近藤　右下葉の背側に無気肺が認められます。

望月　心陰影とシルエットサイン陰性だったということで下葉のS^{10}番ですね。レンコン様の穴が空いているので，これはすでに5歳時にはできていたものかもしれないと思います。

■ 治療について

望月　2回目の罹患から2年後の胸部単純X線写真（図21）をお示しします。丹羽先生，いかがですか。

丹羽　無気肺が結構残っています。先ほどの胸部CTではもっと下葉のボリュームが縮んで横隔膜が上がっていましたので，代償なのか，少し含気が増加したと思います。

望月　そうですね。少しずつ正常に近づいているのでしょうが，マイコプラズマによる肺炎によって来した気管支拡張症が残存していると思います。

現在この患者さんの具合はいかがですか。

平井　至って元気ですが，湿性咳嗽がメインです。なかなか痰を出せないのでラングフルート（排痰誘発器具）を使っています。現在，LTRA・SFC吸入は中止とし，去痰薬を強化し，外来で経過観察中ですが，痰は以前よりも排出できており，それに伴い少しずつ無気肺は改善を認めてきています。

望月　肺機能検査では正常だと思いますが，こういう障害がある限り痰は出てきてしまいますし，肺炎を繰り返す可能性がありますので，しっかりした治療が求められますね。

症例5のポイント

気管支拡張症の児ですが，症例4とは異なり，中葉舌区はインタクトのようです。マイコプラズマ肺炎の経過から発症しましたが，改めてマイコプラズマ感染のもたらす傷害性と経過観察の重要性を感じます。

症例6　マイコプラズマ肺炎後SpO₂が低い5歳男児

平井　1年前にマイコプラズマ肺炎で入院歴があります。今回はロタウイルスによる胃腸炎，嘔吐，脱水で当院入院となりました。肺副雑音を認めませんでしたが，胃腸炎で入院したのになぜかSpO_2が92～93%と低値で，酸素投与により改善を認めたということで精査をしました。

望月　近藤先生，まず1年前の肺炎時の胸部X線写真（図22，図23）を読んでください。

近藤　正面，立位，吸気時の撮影です。右肺門部から下肺野にかけて透過性低下が認められ，左のCP-angleは全く見えない状態ですし，横隔膜も見えません。心陰影は，左第4弓は追えますが，第2弓は消えています。側面写真では心臓の裏が全体的に透過性低下していますし，横隔膜の山は1つしか見えません。

望月　X線写真は密度の境目が輪郭になりますので，グラデーションになっているとわからなくなってしまい，あたかも横隔膜が片方の山しかないように見えます。心臓がよく見えないのも同じ理由と思います。それゆえ左側肺は密度的に異常だろうということになります。

それでは，この正側写真から1ヵ月後の胸部X線写真（図24）はどうですか。

近藤　心臓が少し左側に寄っているように見えるのは斜位の影響かと思います。肺門部の陰影は残っていますが，左下肺野は明らかな改善を認めます。

望月　下肺野の陰影は改善し横隔膜の線も見えるというように大きく変化しました。それから1年後，今回入院時の胸部X線写真（図25）を示します。

近藤　図24と同様に右肺門部に透過性低下が認められます。気管支陰影は末梢までしっかり追えます。左肺野の透過性低下はかなり改善傾向を認め，むしろ右の方が目立つ印象です。

望月　右下肺野にair bronchogram様の陰影がありますね。精査のため撮った胸部CT（図26，図27）ではどんな所見がありますか。

近藤　気管支壁の肥厚が目立ちます。

望月　丹羽先生，いかがですか。

丹羽　気管支拡張症もあると思います。

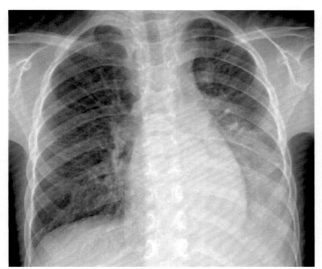
図22　胸部X線正面写真（症例6）1年前の肺炎時

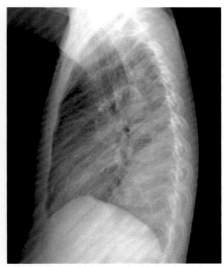
図23　胸部X線側面写真（症例6）同左

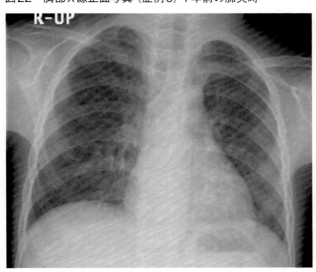
図24　胸部X線正面写真（症例6）1年前の肺炎から1ヵ月後

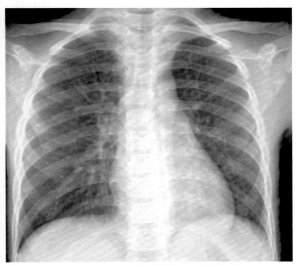
図25　胸部X線正面写真（症例6）今回入院時

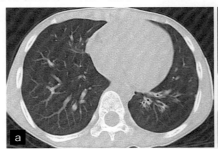
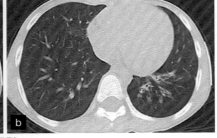
図26ab　胸部CT（症例6）精査のため撮影

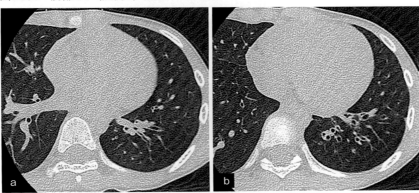
図27ab　胸部HRCT（症例6）精査のため撮影

望月 HRCT（図27）では気管支壁が厚く，拡張していることがはっきりとわかります。肺門の近くでそれが目につくことが重要と思います。

平井 画像上，本来は気管支径の方が動脈径より小さく見えます。成人の呼吸器内科の診断指針では，正常な気管支径／肺動脈径は0.7程度ですが，このCTでは気管支の方が太く見えます。特にこの辺り（図27↑）は明らかに気管支径の方が大きいです。心臓の裏ですから，CTを撮って初めて気付かれました。

望月 マイコプラズマに感染したのは間違いないので，マイコプラズマの怖さというものを感じますね。

■ 診断と治療

平井 本例はマイコプラズマ肺炎後の気管支拡張症と診断しています。

望月 丹羽先生，これはよくあることですか。

丹羽 よくあるわけではないですが，慢性期には気管支拡張症を合併することもあるようです。

望月 先ほどまでは中葉舌区症候群のように末梢の方に貯まっていって囊状になったりする例がありましたが，本例ではどちらかというと中枢が多いですから興味深く思いました。

平井 治療は，気管支拡張症ですので，同じく排痰と感染予防が大事になります。

　　症例6のポイント

症例5と同様，マイコプラズマ肺炎の経過から発症した気管支拡張症ですが，傷害が中枢側に目立っている点が特徴的です。気管支にも肺にも，マイコプラズマ感染は傷害をもたらすものと考えて良いと思います。

【気管支拡張に関する参考症例】
骨髄移植後の閉塞性細気管支炎

望月 当院では化学療法を受けておられる患者さんが多いので，閉塞性細気管支炎（bronchiolitis obliteran：BO）と診断される症例がときどきあります。この疾患は，末梢の気管支が閉塞することが本態ですが，中枢に近いところの気管支が徐々に拡張していくのが特徴です。ここに，骨髄移植をした方で，閉塞性細気管支炎と診断された例を紹介します（図28，図29）。10歳の男の子です。気管支壁はかなり肥厚し拡張しています。過膨張のため血管影が不明瞭です。心臓の上の方に見られるすりガラス様の部分は正常の肺組織で，大部分を占める黒い部分は肺が過膨張になっている状態です。両肺で呼気・吸気ともにcracklesが聴取されています（Suppl 108＊参照）。

この疾患の画像所見としては，中枢側の太い気管支が突然切れたような形になり拡張症になるというのが教科書的説明になるかと思います。丹羽先生，これは内科では多い疾患ですか。

丹羽 ときどきありますが，これほど派手なパターンの例ではないですね。小児なので難しいかもしれませんが，この断面ではair trappingはあまりはっきりしないですね。

望月 化学療法や免疫療法が発達した今日ですから，今後閉塞性細気管支炎は増えるでしょう。肺移植をしたらしたで，そのうちの半数の方が閉塞性細気管支炎になるとの報告もあります。

症例7　喀血と肺炎を繰り返した14歳女児

田端 脳性麻痺と症候性てんかんの既往がある女児です。喀血を繰り返し，気管支動静脈奇形と診断され，長期にわたり当院で経過をフォローされていました。14歳時に頻繁に喀血を繰り返し，さらに肺炎も合併して入院していたところ，一旦喀血は改善し，肺炎による発熱など感染徴候も認められなくなりました。しかし，突然大量の喀血を再び認め，輸血や鎮静薬の持続静注を継続していました。その後，再び喀血があり急速に酸素化の増悪を認めたため，人工呼吸器管理を開始しております。このときの喀血の前（図30）と喀

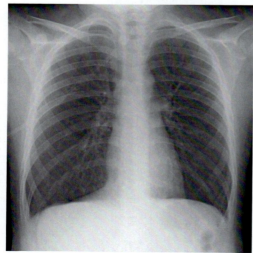

図28　胸部X線正面写真
　　　（参考症例：閉塞性細気管支炎）

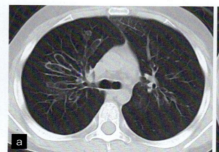 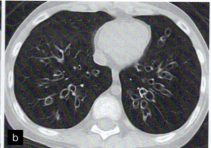

図29ab　胸部CT（参考症例：閉塞性細気管支炎）

難治性呼吸器疾患における胸部X線写真の読み方

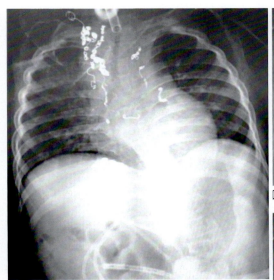
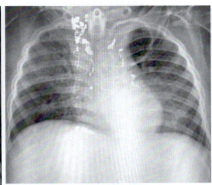

図31　胸部X線正面写真（症例7）喀血翌日　図32　胸部X線正面写真（症例7）喀血2日後

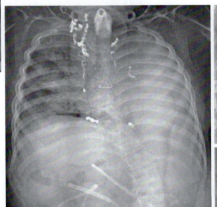
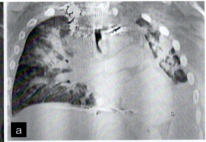
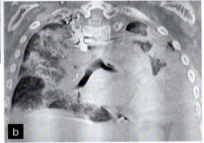

図30　胸部X線正面写真（症例7）喀血前

図33　胸部X線正面写真（症例7）喀血4日

図34ab　胸部CT（症例7）喀血4日後

血翌日（図31）の胸部単純X線画像を示します。

望月　近藤先生，読影をお願いします。

近藤　喀血前の画像は臥位で，側弯が激しいので判断が難しいですが，正面から吸気時に撮られたと思われます。気管カニューレの挿入，気管支動静脈のコイリングした痕が多数認められます。右上肺野に透過性低下が見られます。喀血翌日の画像では右上肺野の透過性低下が一段と増していますので，ここが喀血部位として疑われます。

望月　動静脈がくっついてしまっているので，当然，動脈血が出てしまい，致死的な発作を頻繁に起こしていたと思います。近藤先生が読んでくれた右上肺野に綿あめ状と言いたくなる陰影があります。出血後，血液を吸い込んでしまったという見立てはいかがですか，丹羽先生。

丹羽　その読みでいいと思います。

望月　血液であればもっと濃く出ますので，このときは少し引けてきたのかもしれません。

■ 経過

田端　鎮静薬を使いながら，血圧の上昇を避けて人工呼吸器管理を開始しましたが，その間も少し出血は続きました。喀血2日後の胸部X線写真が図32です。さらに喀血4日後には図33の状態になり，かなり高い圧での呼吸器管理を要しました。この間，徐々に呼吸状態が悪化していきました。

望月　喀血2日後，4日後の写真ではair bronchogramがはっきり見えますので，随所で出血とその吸引を繰り返し，もともと胸郭の変形があるので非常に呼吸に問題があったかもしれません。喀血4日後のCT（図34）ではどれが心臓かわからない程です。近藤先生，いかがですか。

近藤　光っているものはコイルかと思います。両側の背側に高吸収域が認められます。左側に関しては液体か何かで埋まったか，空気像はほとんど見えなくなっています。

丹羽　初期の出血では，すりガラス状の感じでモザイクになりますが，こういう強い陰影になってしまうと，内部の評価がしにくくなります。

望月　心臓に近い濃度の陰影です。このような非常にミゼラブルな状態が続き，この患者さんはこの後，喀血と肺炎，両側胸水貯留を反復されて，呼吸不全のため永眠されました。

▶ 症例7のポイント

気管支動静脈奇形により血痰を繰り返した症例です。下気道由来の血痰は小児の日常診療であまり遭遇しませんが，血痰が見られる疾患は，難治，重症疾患がほとんどです。局所の治療が繰り返され，まさに難治の症例でした。

第7章

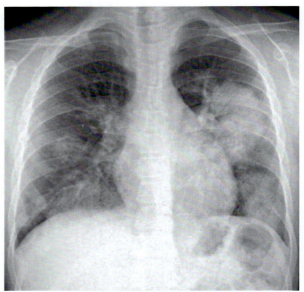

図35　胸部X線正面写真（症例8）1ヵ月前入院時

| 症例8 | 肺炎の診断後に血痰が出た9歳男児 |

平井　生来健康でしたが，当院受診の2ヵ月前に肺炎で他院に入院されました。退院後1ヵ月で再度肺炎になって再入院となりましたが，入院中，咳嗽の改善を認めず，痰に少し血液が混じったということで当院に転院されました。まず，1ヵ月前に肺炎で他院に入院されたときの胸部単純X線写真（図35）と胸部CT（図36）を示します。

石丸　立位，吸気で正面から撮られていると思います。肺野には透過性低下が肺の区域と関係なく散在しているのが目立ちます。その内部にair bronchogramを伴っているように見えます。

望月　そうですね。占拠性の病変というよりも，気管支の周囲に浸潤したものがあるかもしれません。

石丸　胸部CTでは両側に高吸収域が散在し，その

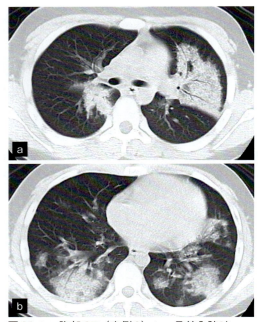

図36ab　胸部CT（症例8）1ヵ月前入院時

中にair bronchogramがはっきり見えます。

望月　肺炎にしては非常に白いということはないですか，丹羽先生。

丹羽　べったりと潰れ切っているのではなく，中途半端な影ですが，境界は比較的明瞭です。

望月　真ん中から出て末梢に向かい，途中で止まっているような特徴的な像ですね。

平井　次に肺炎罹患から2週間後の胸部X線写真（図37）を示します。抗菌薬が投与されています。

石丸　左中肺野は少し残っている感じがします。

平井　それから1週間後，退院時に撮った単純X線写真が図38です。

望月　呼吸困難はかなり強かったですか。

平井　他院で診ていた時期ですので実際にはわかりませんが，患者さん本人は"全然へいちゃらだ"とい

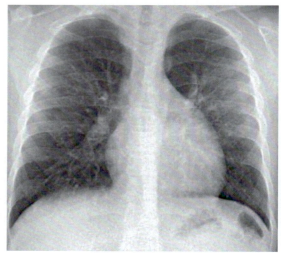

図37　胸部X線正面写真（症例8）肺炎2週間後

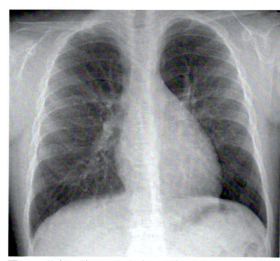

図38　胸部X線正面写真（症例8）退院時

難治性呼吸器疾患における胸部Ｘ線写真の読み方

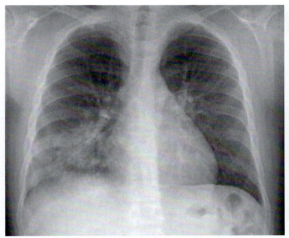

図39　胸部Ｘ線正面写真（症例8）当院転院時

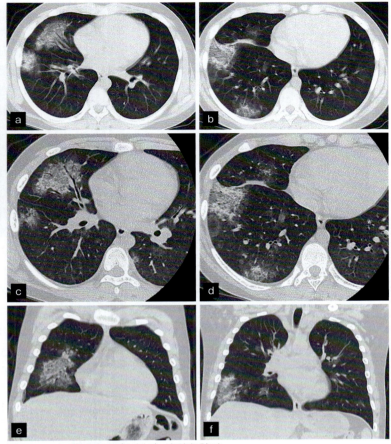

図40a～f　胸部CT（症例8）当院転院時

うことでした。そして，2回目の肺炎で入院した後，当院に転院したときの単純Ｘ線写真が図39です。

石丸　右中肺野から下肺野にかけて透過性低下が目立ち，内部にair bronchogramがはっきり見えます。

平井　このときの胸部CTが図40です。

望月　同じ場所ではないですが，陰影が途中で止まっています。他のところは意外とインタクトです。

平井　場所が移動しているということですね。

望月　そうですね。

平井　丹羽先生は，この症例のCTから血液は考えつきますか。

丹羽　最初のCT（図36）では浸潤影のような濃度が高いものもあったので難しいですが，当院転院時のCT（図40）では移動していますので出血も疑うことになると思います。これはおそらく肺胞の中に血が溜まり切っていないために間質陰影のようになっているのではないでしょうか。本当に水浸しになってしまうと，全部潰れてしまいます。

■ 診断

平井　これだけの短期間で移動していますので，肺炎は否定的と考えました。ヘモジデローシスを疑ってBALを行ったところ血液成分を確認できました。さらに，詳しく既往歴を振り返ると，他院で半年ほど前からずっと血尿とタンパク尿が出ていて腎機能低下もあることから，ANCA関連血管炎による二次性の肺ヘモジデローシスと診断しました。

症例8のポイント

二次性の肺ヘモジデローシスの症例を示しました。症例7とともに，血液が引き起こす陰影の特徴を知っていただくべく，供覧いたしました。

【出血に関する参考症例①】
特発性肺ヘモジデローシス

望月　原因疾患が特定される二次性の肺ヘモジデローシスと原因不明の特発性の肺ヘモジデローシスでは少し異なりますので，特発性肺ヘモジデローシスの症例も紹介したいと思います（図41）。14歳の男児です。感冒様症状の後，呼吸困難，血痰が見られました。陰影は真ん中から出て途中で止まり，末梢はきれいです。

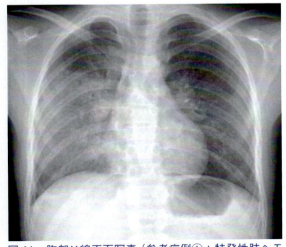

図41　胸部Ｘ線正面写真（参考症例①：特発性肺ヘモジデローシス）

第7章

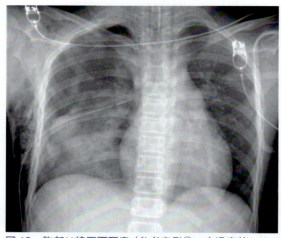

図42　胸部X線正面写真（参考症例②：交通事故による出血）

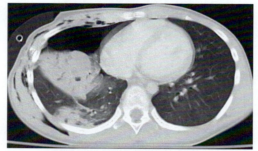

図43　胸部CT（参考症例②：交通事故による出血）

この不思議な陰影はbutterfly shadowと呼ばれています。もやもやとしていて，後々までずっと残るところが症例8と共通しています。本例は感染症があると呼吸困難でチアノーゼ様になってくるのですが，自然に治癒しました。担鉄細胞陽性で，ステロイド吸入を継続した症例ですので，自然経過なのかステロイド吸入でよくなったのかは判然としていません。

【出血に関する参考症例②】
交通事故による出血

望月　出血に関連してもう1例，徒歩で通学中に乗用車と衝突した男の子の胸部画像（図42, 図43）を示します。もこもことした綿状の影は肺胞陰影に見えますが，血液による陰影です（Suppl 137** 参照）。

症例8の場合，肺胞の液体と肺胞の細胞，それから血液から滲み出てきた漿液とか，血漿成分も入っていると推測されます。この交通事故例では血管が破れて血液が出てきており，おそらく動脈血も入っています。それでも写真上は同じようなもやもや，もこもことした影になるのでお見せしたいと思いました。また，灯油肺炎のように，肺の一番先の方がやられてしまい，血液ではなく浸出液が溜まったときも，同じような綿あめ状に見えます。そういう考え方を持って，肺胞陰影と間質陰影が違うことをわかってもらえればと思います。

むすび

望月　本日予定していた症例は以上です。丹羽先生には随所で的確なコメントをいただき，我々は大いに勉強させていただきました。

丹羽　小児の胸部画像の場合，良い撮影条件に恵まれることは成人より少ないように思いますので，いろいろなことに注意して総合的に考えなければならないという難しさを再認識できましたし，とても勉強になりました。

望月　改めまして，丹羽先生に感謝申し上げます。石丸先生，近藤先生には，小児科の読影で重要なポイントを押さえ，撮影条件を含めてしっかりと読んで頂きました。田端先生と平井先生には的確な症例紹介と治療の解説をいただきました。冒頭のごとく，難治性，治療抵抗性の呼吸器疾患の胸部X線写真の読影は避けて通りたいものですが，今回の議論を糧に，今一度，しっかりと対応していきたいと思いました。皆様，本日は長い時間，ご苦労様でした。

---

*）　明解 画像診断の手引きSuppl 108：小児呼吸器領域18（国際医学出版 2011年2月発行）
**）　明解 画像診断の手引きSuppl 137：小児呼吸器領域26（国際医学出版 2013年7月発行）

【関連文献】
・単行本『明解 画像診断の手引き／小児呼吸器領域編／監修：森川昭廣，筆者：川崎一輝，望月博之』（国際医学出版 2006年発行）
・単行本『明解 画像診断の手引き／小児呼吸器領域編2―より実践的に―／筆者：川崎一輝，望月博之』（同上2011年発行）

（2017年8月初出）

第 8 章
ちょっと気になる所見

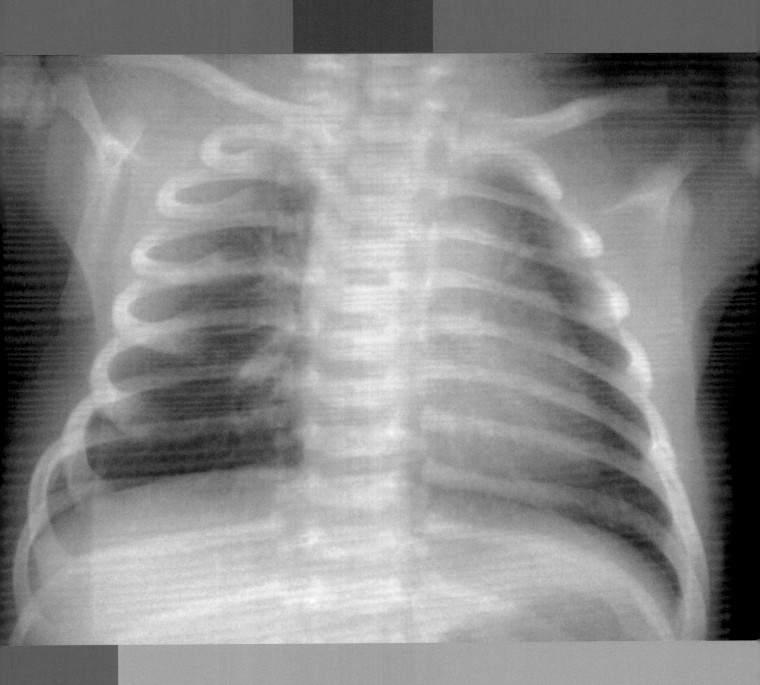

川崎 一輝
+
上原 絵理香・多門 裕貴

第8章

ちょっと気になる所見

> 今回は，「ちょっと気になる所見」という特集にした。初めての趣向である。また，理解を深めていただくために，後半に練習問題も取り入れた。正解を読む前に，ぜひチャレンジしていただきたい。
> 単純X線写真では，3次元のものを2次元で見るため，気になる所見は数多く存在するはずである。しかし，実際には臨床的に困らなければ，それらのすべてに拘る必要はない。逆に，拘り過ぎて過度の検査になってしまうことは避けたいところである。
> 本号では，私の「ちょっと気になる所見」の中から，正解と思っているものをいくつか取り上げた。もし，このような正解のわかっている「ちょっと気になる所見」を数多く集めることができたら，X線写真の読影が大いに楽しくなるはずである。

川崎（司会） 約1年ぶりに読影会の時間がやってまいりました。今回の読影は，当院小児科レジデントの上原絵理香先生と多門裕貴先生にお願いしています。今回は，今までになかった趣向を考えてきました。特定の疾患の特集というのではありません。と言って，特に難しいわけでもなく，知っていれば得をするというような感じでしょうか。いつも若手の皆さんがどんな発言をするか，とても楽しみにしていますので，今回もがんばってください。さっそく始めましょう。

症例1　胎便吸引症候群（MAS）の疑い
●日齢0：男児

川崎　1例目は日齢0の男の赤ちゃんです。在胎40週，2,776g，Ap7/9で出生しました。羊水混濁があり，

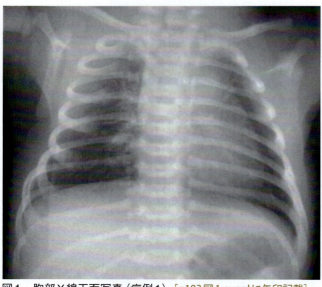

図1　胸部X線正面写真（症例1）[p103 図1-supplに矢印記載]

呻吟もあったため，胎便吸引症候群（MAS）が疑われてX線検査が行われました。まず多門先生，そのときの胸部X線写真（扉＆図1）で何か気になる点はありますか。

多門　撮影条件は，ほぼ吸気で，右の胸郭が狭く見えるので右前斜位です。胃泡がニボーになっていないので，臥位だと思います。肋骨の先端部の形が気になります。

川崎　上原先生はどうですか。

上原　私も多門先生と同じで，肋骨の形が気になります。

川崎　そう来ましたか。最初に今までと違う趣向と言ってしまったので，本筋を外してきましたね。ここはまず普通に考えてください。もし胎便を吸い込んでいたら，肺に異常が見られるはずですね。その点について何か意見はありますか。

上原　右下肺野にある縦に走る線が気になります（p103 図1-suppl ①→）。

川崎　どうですか，多門先生。

多門　確かに線があります。この線のところで肺の血管影が途絶えているように見えます。

川崎　上原先生はこれをどう読みますか。

上原　血管影がここで途絶えていますので気胸を疑います。

川崎　多門先生はどうですか。

多門　縦に走る線は横隔膜の下までずっと続いていますし，臥位撮影ということもありますので，皮膚の皺の影響もあるのではないかと思います。左肺野には同じような線状影はなさそうです。

ちょっと気になる所見

上原 さっき気胸と言いましたが，私も皮膚の皺の可能性が高いように思います．この線は右の肩甲骨のラインに沿っているようにも見えますので（同-suppl ②←）．

川崎 MASのときには縦隔気腫とか気胸が起こることがあるので，エアリークがあるかないかがとても重要です．この線は一見すると気胸かなと惑わされますが，気胸であれば肺全体が縮むはずですから，ここだけに空気があるというのは不自然です．それに，多門先生が言うように，この線が肺のものとしたら，横隔膜を超えて肝臓まで達しているのも変ですね．そんな気胸はありません．

ということで，この線は肺のものではないようです．上原先生が右の肩甲骨に重なっている線について触れてくれましたが，左右の肩甲骨の周辺も比べて見てください．

上原 右の肩関節付近に皮膚の皺があるようです．

川崎 そうです．肺の外にも縦に走る線が見えますね（同-suppl ③→）．結局，右側の皮膚に皺があって，それが線状に描出されて気胸のように見えていたということです．確認のための撮り直しは必要ないでしょう．

> 新生児では臥位撮影が多いので背中の皮膚の状態に注意！

川崎 まとめると，右下肺野にある縦の線を気胸と考えると，肺全体が縮んでいないことや肺の外まで続いていることなどから不自然で，これは皮膚の皺であって気胸と診断してはいけないということになります．

多門 もし皮膚の皺だとしたら，線の外側にも肺の血管影が見えてもいいように思いますが．

川崎 確かにそのとおりです．判定は難しいのですが，この線のかなり近くまで血管影がはっきり見えて

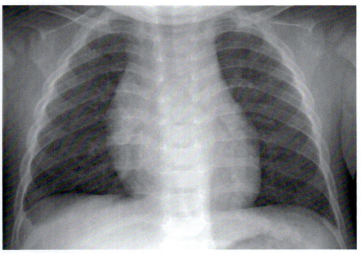

図2 胸部X線正面写真（症例2）［図2-supplに矢印記載］

いるので，少なくとも線とクロスしているようです．正常な肺のX線写真では，肺の辺縁近くに血管影はまったく見えないはずです．

ということで，今回はこのような，ちょっと気になる所見に注目してみました．

症例2　気道異物の疑い
● 1歳：男児

川崎 こんどは，積み木で遊んでいるときに急にむせ込んで，咳が1時間ほど続くために心配になって受診した1歳の男児です．受診時にはとても元気で，咳も治まっていました．上原先生は，受診時の胸部X線写真（図2）で何か気になるところはありますか．

上原 吸気で，ほぼ正面から撮られています．肺野に過膨張や無気肺はありません．気管はほぼ真っすぐですし，縦隔の拡大もありません．異常所見はなさそうに見えます．

川崎 多門先生は何か気になりますか．

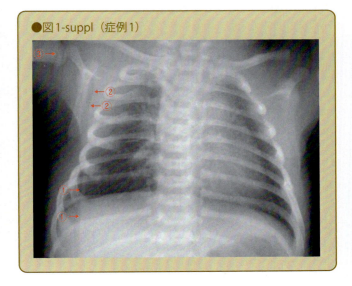

●図1-suppl（症例1）

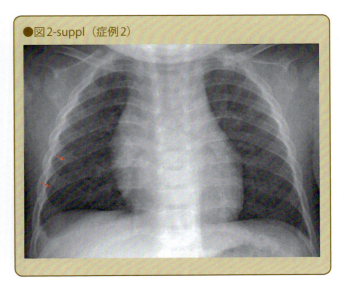

●図2-suppl（症例2）

第8章

多門　肺外に気になる所見はないようです。

川崎　先入観なしで，肺野も見てください。

多門　肺野をよく見ると，さっきと同じようなところに線状影があります（p103 図2-suppl ➘）。

川崎　この線は何ですか。

上原　着衣の弛みということはないですか。

川崎　それはないでしょう。さっきとは違うようです。

多門　これは肋骨のラインとは違いますし，肺門部から放射状に伸びる線とも違います。肺の実質にあるものとしてはおかしいように思いますが，では何かと言うと…。

川崎　知っているか知らないか，ただそれだけのことですが，たまに正常な人でこういう線が見えることがあります。右肺には上葉・中葉・下葉とありますが，上葉と中葉の葉間はX線写真でどういうふうに見えますか，多門先生。

多門　普通は葉間を示す線状影が水平に見えます。この写真でもぼんやりと見えているようです。

川崎　そうですね。その線を何と言いますか，上原先生。

上原　Minor fissure です。

川崎　そうです。Hair line とか horizontal line とも言われます。そうすると，今回の線は何だかわかりますか。

上原　これは major fissure ではないですし…。

川崎　Major fissure は側面写真でなければわかりません。

多門　もしかして下葉の外側の線ですか…。

川崎　そうです。

Vertical line を胸水と間違えないように

川崎　正常な小児では，下葉の外縁は肋骨のところまで広がっているので，肋骨と重なって見えませんが，下葉が少し小さい子では，下葉の外縁が肋骨まで達していないため，この画像のように線として見えることがあります。その場合には，下葉の前にある中葉が肋骨まで広がっていることになります。ということで，この線は縦方向に見えることから，horizontal line に対して vertical line と呼ばれています。これは正常な小児でもたまに見られます。そのことを知らないと，胸水が溜まっているのではないかと考えてしまいそうですね。下葉の外縁が見えているだけということです。

上原　Vertical line が見られるのはこの症例のように右下の部分だけですか。

川崎　上縁まで見えることはなくて，大抵はこの部

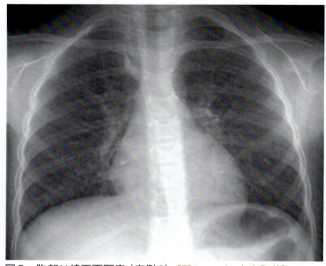

図3　胸部X線正面写真（症例3）［図3-supplに矢印記載］

分だけです。Vertical line を見たら下葉がちょっと小さいのかなと思ってください。逆に，中葉が少し大きいのかなと思っても構いません。

症例3　右上肺野の内側にある小さな濃度上昇
●5歳：女児

川崎　次は，生後4ヵ月から下痢が持続し，囊胞性線維症（cystic fibrosis）と診断された女の子です。囊胞性線維症は欧米人に多くみられる疾患で，先天的に外分泌機能が悪く，呼吸器系では慢性気管支炎のようになります。この子が5歳のときの胸部X線写真を示します（図3）。多門先生，読影してください。

多門　やや呼気で，ほぼ正面から撮られています。右上肺野の内側に濃度上昇があります（図3-suppl ① ➚）。

川崎　上原先生はどうですか。

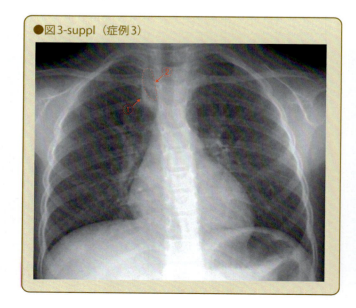

●図3-suppl（症例3）

ちょっと気になる所見

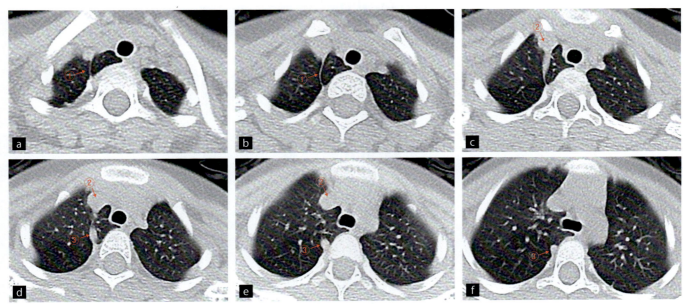

図4a〜f 胸部CT（症例3）

上原 両肺に気管支周囲陰影が見られます。右上肺野には濃度上昇もあります。

川崎 そうですね。右上肺野の濃度上昇が気になりますね。これは何ですか。

多門 奇静脈のある場所で，たしか初期研修医のときに習ったのですが…。

川崎 では，このときのCT（図4）を出します。軸位断像です。まずこの線（同①↗）が気になりますね。これは何と何をつないでいますか，多門先生。

多門 前縦隔と後縦隔をつないでいて，前縦隔側は上大静脈に（同②↙），後縦隔側は椎体の横にある奇静脈に（同③↗）つながっています。

川崎 正解です。

右上葉の内側に見える涙のしずくは奇静脈

川崎 正常であれば，奇静脈は椎体の右側に沿って縦に走行し，あるところで前に進んで上大静脈に合流します。そのあるところとは，気管から右主気管支が分岐する，ちょうど曲がり角です。

もう少し詳しく説明すると，上大静脈へ合流する奇静脈は，発生の段階で縦隔の右縁を上から下降していき，右主気管支の起始部で止まるのが正常の場合です。しかし，この下降が縦隔に沿ってではなく，肺尖部から肺の中を分け入ってくると，途中で止まってしまいます。それが先ほどのX線写真で見えた濃度上昇，つまり奇静脈です。形が涙のしずくに似ていることからtear dropと呼ばれています。

そして，その濃度上昇から肺尖部に向かって弧を描くように見える線が，二重になった臓側胸膜です。その結果，右上葉では肺尖部の内側に過分葉があるように見えます。これを奇静脈葉といいます（図3-suppl②↙）。この過分葉が，たとえば肺炎を起こしやすいなどのように，臨床的に問題になることはほとんどありません。

多門 奇静脈葉があることと嚢胞性線維症とは関係があるのですか。

川崎 関係はありません。それより，嚢胞性線維症では気管支周囲陰影がびまん性に見られやすいことをぜひ覚えておいてください。

症例4 長びく咳で受診
● 16歳：女子

川崎 こんどは，16歳の女の子の胸部X線写真（図5）です。4ヵ月前から咳が続いているという訴えで受診したときのものです。何か気になるところはありますか，上原先生。

上原 吸気で，ほぼ正面です。心胸郭比が小さくて滴状心に見えます。

川崎 そうですね。でも咳とは関係なさそうです。多門先生はどうですか。

多門 左右の横隔膜の内側の辺縁が少しぼやけて見えます（図5-suppl↑）。

川崎 いいところを見つけてくれました。そこがぼやけて見えることについて，上原先生はどう考えますか。

上原 横隔膜に接する肺野に病変があれば，横隔膜の辺縁がぼけてシルエットサイン陽性になります。ですから，肺野に濃度上昇があると思います。

多門 ふだん見るシルエットサインと比べると，横

105

第8章

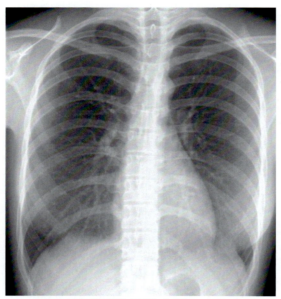

図5　胸部X線正面写真（症例4）[図5-supplに矢印記載]

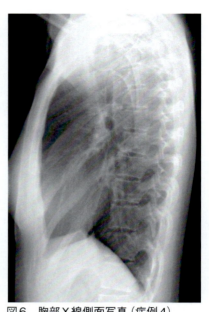

図6　胸部X線側面写真（症例4）

隔膜と接するぎりぎりのところまで肺血管影が見えていますので，普通の肺炎による濃度上昇とは違うかもしれません。

川崎　ヒントをさしあげます。側面写真（図6）です。側面で横隔膜はどういうふうに見えますか。

上原　側面写真で横隔膜のラインは，普通ならドーム状に見えると思いますが，これは違って三角に尖っています。

川崎　そうですね。側面写真ではドーム状に丸く見える横隔膜が多いのに，この症例では左右ともに頂上が尖っているように見えます。

> 正面写真で横隔膜内側が不鮮明なら
> 肺血管影と側面写真に注目

川崎　側面でドーム状になっている横隔膜を正面から見ると辺縁はシャープに出るのですが，横隔膜が三角に尖っている場合には，下から言えば，白からだん

だん黒くなっていくというようにグラデーションが生じて，辺縁がシャープでなくなります。それをシルエットサイン陽性と判断してはいけません。多門先生が言ったように，肺血管影がしっかり見えているというのは重要な手がかりです。

多門　この写真にはどこか異常があるのですか。

川崎　異常はありません。頻度はわかりませんが，側面で見るとこういうふうに横隔膜が三角に尖っている人がいるので注意してください。

症例5　右肺野の中央に鮮明な濃度上昇
●日齢1：男児

川崎　日齢1の赤ちゃんの胸部X線写真です（図7）。在胎26週のときの超音波検査で左肺に異常があるかもしれないと言われましたが，その後は順調で，38週，3,288gで生まれました。Ap5/9で，出生後は呼吸状態に問題ありません。多門先生，この写真で何か気になるところはありますか。

●図5-suppl（症例4）

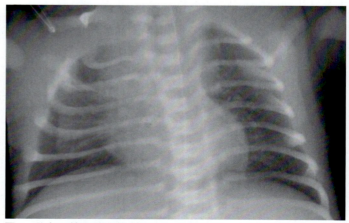

図7　胸部X線正面写真（症例5）[p107図7-supplに矢印記載]

ちょっと気になる所見

多門 おそらく胃管が挿入されています。やや左前斜位です。右中肺野に辺縁が比較的シャープな濃度上昇が見られます（図7-suppl ↘↖）。

川崎 それは何ですか。

多門 日齢から，まず胸腺を鑑別に挙げますが，場所を見ると，胸腺ならもう少し上に見えると思います。

川崎 胸腺だったら上縦隔と連続しているはずということですね。

多門 はい。

川崎 上原先生はいかがですか。

上原 私も右肺の同じところが気になります。これは無気肺でもないようです。

川崎 右肺の濃度上昇は，肺の上葉・中葉・下葉の構造から説明がつきますか。

上原 説明はつきにくいと思います。

多門 場所としては中葉の内側につながっていると言いますか…。

川崎 それで説明できますか。こんなにシャープに辺縁が出ますか。皮膚の皺はどうですか。

多門 皮膚の皺にしては上下につながりがないので，違うと思います。

川崎 そうですね。どうやら単独であるようです。

肺の構造で説明できない濃度上昇を見たら？

川崎 整理すると，右肺野の中央に，上葉・中葉・下葉の構造では説明できない濃度上昇があります。そうすると，肺内のものではない？何か見落としていませんか？

上原 この濃度上昇は右の肩甲骨ですか。

川崎 正解です。

多門 なるほど，確かに右の肩甲骨は，左のような普通の場所にはありませんね。

川崎 そうです。この写真は臥位だと思いますが，右下の斜位で，しかも下から見上げるような撮影になっていて，右の肩甲骨が背中にぴったり張りついているようです。肺の異常ではありません。

気になる所見があった場合には，まず解剖学的に説明がつくものかどうかを確認する。次に，見たことがある所見なのか見慣れない所見なのか。見慣れないものだと思ったら，騙されないぞ！と気を引き締めて，発想を変えてみることが大事です。胸部X線写真には肺の中のものだけでなく肺の外のものも写るわけですから，肺の中として説明しにくい所見がある場合には，本当に肺の中なのかという発想を持ってください。そうでないと，これで精密検査をしたらえらい騒ぎです。別の日に肩甲骨を外して撮った写真には，もちろんこんなものは写っていませんでした。肩甲骨がこういうふうに見えることがあるという例でした。

ちょっと気になる所見
練習問題

川崎 さて，胸部X線写真を読影しているときに，今までの5例のような，「ちょっと気になる所見」と出くわすことがときどきあります。そんなときに，今回学んだことを覚えておけばきっと役立つはずです。確実にマスターしてもらいたいので，復習をかねて練習問題を用意しました。今までのことが頭に入っていれば簡単に解けるはずです。

▶ **練習問題❶** 日齢0 男児

川崎 39週，2,350gで出生，Apは2/8でよくありません。羊水混濁があり，胎便吸引症候群（MAS）が疑われました。出生時の胸部X線正面写真（図8）を示します。

上原 吸気，左前斜位です。全体的に肺野はうっす

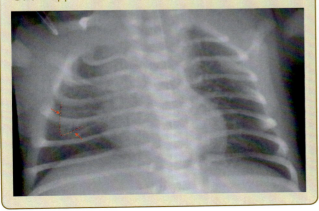

● 図7-suppl（症例5）

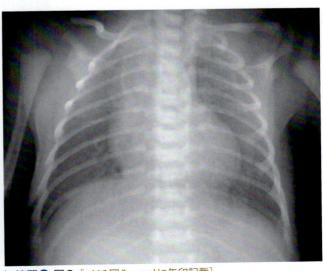

▶ 練習❶ 図8 ［p110図8-supplに矢印記載］

第8章

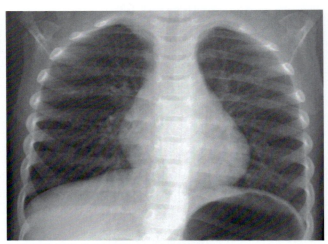

▶練習❷ 図9 ［p110図9-supplに矢印記載］

らと濃度上昇があるように見えます。

川崎 胎便を少し吸い込んでいるかもしれませんね。他に何か気になるところはありませんか。

上原 左下にある線が気になります（p110 図8-suppl ←）。しかし，気胸にしては左肺全体に影響していないので不自然で，しかも肺の血管影がこの線を横切っていますので，肺外にあると思います。これは皮膚の皺で，異常所見ではないと思います。

川崎 正解です。左肩の周囲を見ると皺が結構見えますね。この線も皮膚の皺でよいでしょう。

▶練習問題❷　1歳 女児

川崎 アメをなめていたときに突然泣き出して顔色が悪くなり，まもなく顔色は元に戻ったものの涎が多くて，苦しそうに泣いていたため受診した1歳の女の子です。受診時の聴診所見は異常なしです。受診時の胸部X線正面写真（図9）を示します。

多門 吸気，立位，正面です。気道異物を疑ってみますが，明らかな左右差はなく，過膨張，濃度上昇もありません。右肺野の下外側に比較的シャープで，少し斜めに走る線が見えます（p110図9-suppl ↘）。

川崎 それは何ですか。

多門 これは vertical line です。右下葉の外縁が見えているということであって，胸水貯留ではないので心配ないと思います。

川崎 正解です。素晴らしい。ただ，2人ともちょっと誘導され過ぎかもしれませんね。

▶練習問題❸　5歳 男児

川崎 4歳のときから中耳炎を繰り返し，いびきも時々あり，5歳のときにアデノイド摘出術の術前検査でX線撮影をしたところ，右中葉の無気肺を指摘された男の子です。おそらく痰や咳などの気道症状も繰り返していたはずですから，このとき初めて指摘されたのではないと思います。そのときの胸部X線正面写真（図10）と側面写真（図11）を示します。

上原 図10は吸気，正面，立位です。右下肺野の内側に淡い濃度上昇があります。側面写真（図11）を見ると，肺門部から前方斜め下に向かって明らかな濃度上昇があるので，中葉の無気肺と思います。それ以外に，右上肺野の内側に，肺尖の方につながっている小さな濃度上昇があります。

川崎 そうですね。それは何ですか。

上原 これ（p110 図10-suppl ① ↗）は奇静脈で，ここ（同 -suppl ② ↙）は奇静脈葉になっていると思います。でも問題はなさそうです。

川崎 正解です。

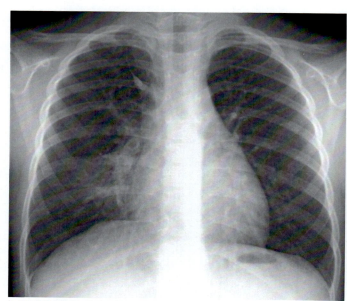

▶練習❸ 図10 ［p110図10-supplに矢印記載］

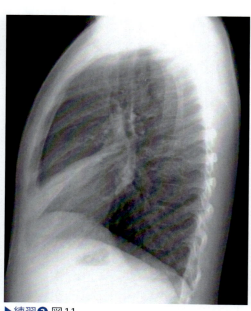

▶練習❸ 図11

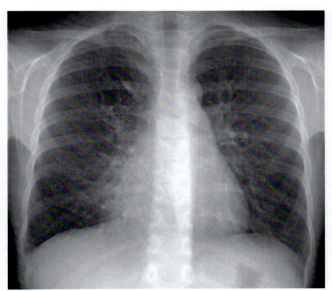

▶練習❹ 図12 ［p111図12-supplに矢印記載］

▶練習問題❹　6歳 男児

川崎　乳児期から気道感染症と中耳炎を繰り返していて，右中葉の無気肺があり，6歳の現在も続いています。6歳時の胸部X線正面写真（図12）を示します。

多門　吸気，正面です。胃泡ははっきりしないので，立位か臥位かわかりません。

川崎　そうですね，臥位かもしれません。

多門　両側肺野に気管支周囲陰影があり，特に右中下肺野で目立ちます。右の心陰影はシルエットサイン陽性なので，右中葉の無気肺がありそうです。

それ以外に，右上肺野に奇静脈（p111 図12-suppl ①↗）と，よく見るとそこから線が伸びているのがわかります。ここ（同-suppl ②↙）は奇静脈葉です。

川崎　正解です。これは先ほどの症例ほどはっきり見えませんが，肺尖部に少し出っ張りがあるので，そこと奇静脈とがつながっているようです。これも奇静脈葉です。今は特に注意して見ているので特別ですが，この奇静脈はちょうど肋骨と重なっているので，見つけるのは難しいかもしれませんね。

▶練習問題❺　15歳 男子

川崎　1ヵ月半前から鼻水があり，5日前から喉と胸が詰まった感じがしてきて，4日前には食事中に胸痛があり，3日前から痛みが増強してきたので受診した15歳の男子です。なんとなく不定愁訴っぽいですね。3ヵ月前に縦隔気腫を起こした既往があります。受診時の胸部X線正面写真（図13）を示します。

上原　吸気，ほぼ正面です。滴状心に見えます。皮下気腫や縦隔気腫はなさそうです。ただ，横隔膜の内側の辺縁が左右ともにはっきりしないのが気になります（p111 図13-suppl↑）。しかし，肺血管影は先まで追えるので，肺炎等の濃度上昇があってぼやけているのではないと思います。側面写真があったら見たいと思います。

川崎　側面写真も撮られています（図14）。

上原　側面写真では横隔膜が上に尖った形をしているので，正面写真ではグラデーションになって見えていると思います。

川崎　正解です。どんどん行きましょう。

▶練習問題❻　3歳 男児

川崎　2ヵ月前から幼稚園に行き始めた3歳の男の子です。1ヵ月前から咳が続いています。最初は湿性咳嗽で鼻水もあったのですが，最近はエヘンエヘンの

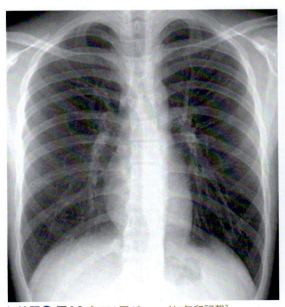

▶練習❺ 図13 ［p111図13-supplに矢印記載］

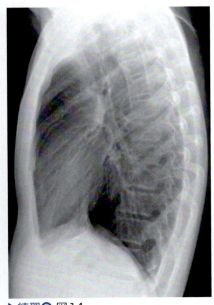

▶練習❺ 図14

第8章

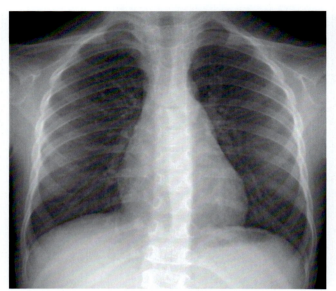

▶練習❻ 図15 ［p112図15-supplに矢印記載］

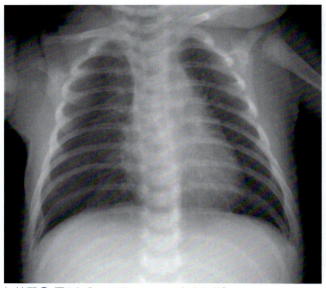

▶練習❼ 図16 ［p112図16-supplに矢印記載］

みです。このアナムネからどう考えますか。

多門 最初はウイルス感染症を考えますが，最近のエヘンエヘンのみというのはどうでしょうか…。

川崎 確かに幼稚園に行き始めて，さっそく風邪をもらったのでしょう。エヘンエヘンは，おそらく幼稚園に行くようになって緊張している，つまり心因性の要素があるのではないでしょうか。気にしなくていいよ，もう治っているよと教えてあげればいいような感じのアナムネかと思います。胸部X線正面写真が撮られています（図15）。

多門 吸気，ほぼ正面，立位です。両側の中肺野の外側に軽度の濃度上昇があるように見えますが（p112図15-suppl ↘ ↙），はっきりしません。左上肺野に奇静脈が見えるということはないですね？

川崎 それは読み過ぎです。そこは異常ありません。両側の中肺野外側にある濃度上昇は，肺の解剖学的構造に合いますか。

多門 合いません。肺の中のものではない可能性を考えますと，これは辺縁がぼやけているので，肩甲骨でも説明がつかないと思います…。これは今日習ったものではないですね？

川崎 応用編です。両側の中肺野外側の濃度上昇は，両側の肩甲骨周辺の皮膚が手羽のように後ろに盛り上がって撮影されたためにできたのではないかと考えています。肺の解剖学的構造では説明できないときは，肺外の可能性も考えて欲しいという症例です。

▶**練習問題❼** 日齢4 男児

川崎 38週，2,874gで生まれた赤ちゃんです。お母さんがB群溶連菌（GBS）陽性で，発熱した3日後に生まれました。Ap9/10とよかったのですが，日齢4に熱が出て易刺激性があり，GBS感染症が疑われました。そのとき撮った胸部X線写真（図16）を示します。

上原 吸気で，赤ちゃんのわりには結構正面です。気管支周囲陰影は目立たず，肺炎を疑うような所見も

【練習問題の答え】

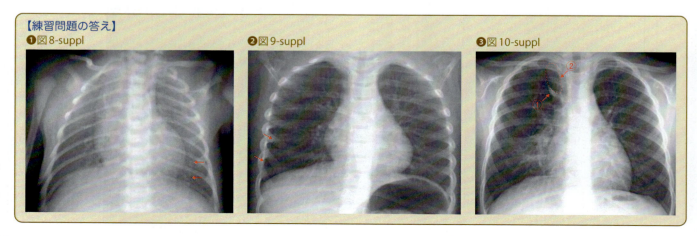

❶図8-suppl　　❷図9-suppl　　❸図10-suppl

ちょっと気になる所見

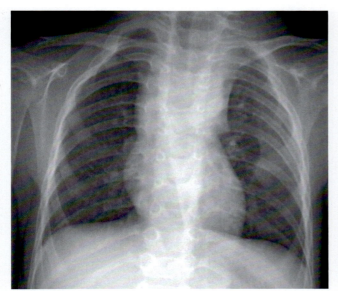

▶練習❽ 図17（2歳時）［p112図17-supplに矢印記載］

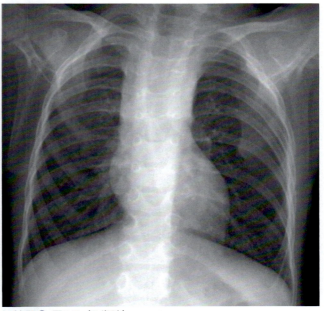

▶練習❽ 図18（3歳時）

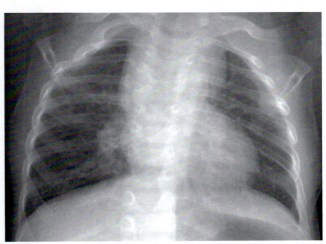

▶練習❽ 図19（1歳時）

ないと思います。右肺野にある斜めの境界線のような部分（p112図16-suppl ↖）が気になります。しかし，肺の解剖学的構造と合わないので，肺外のものを考えます。皮膚の皺かなと思います。

川崎 正解です。右肺の中に濃度の差がありますが，境界がはっきりしているような，してないような感じですね。いずれにしても，肺の解剖学的構造に合わないので，肺の中ではないのではと考えなければなりません。肺の外を見ると，右肩周辺に皮膚の皺がたくさんあります。ということで，この気になる所見は皮膚の弛みの影響と思われます。

▶**練習問題❽** 2歳 男児

川崎 最後は応用編です。多発奇形があり，入院を繰り返している男の子です。2歳時に，咳と鼻水が2週間続くということで胸部X線検査が行われました（図17）。

多門 やや呼気，やや右前斜位で，臥位撮影と思われます。気管支周囲陰影が少し目立つようです。その他，左の上肺野から中肺野にかけて濃度上昇がありますが（p112図17-suppl ①→），これは肩甲骨と連続して見えるので肩甲骨の陰影だと思います。

川崎 上原先生はどうですか。

上原 私も同じように読みました。それから，ここ（同-suppl ②←）も気になりました。

川崎 そこは胸腺でしょう。左の上肺野から中肺野の外側に見える濃度上昇は肩甲骨でいいですか。

上原 もしこれが肩甲骨とすると，右の肩甲骨と比べたとき，辺縁がはっきりし過ぎているような気がします。それに大きさも少し大き過ぎるかもしれません。肩甲骨とその周囲の皮膚ではないでしょうか。

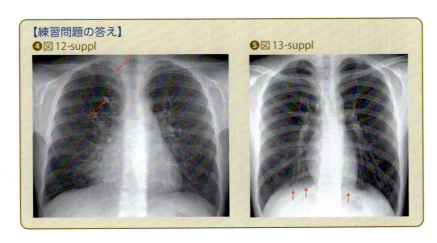

【練習問題の答え】
❹図12-suppl　　❺図13-suppl

第8章

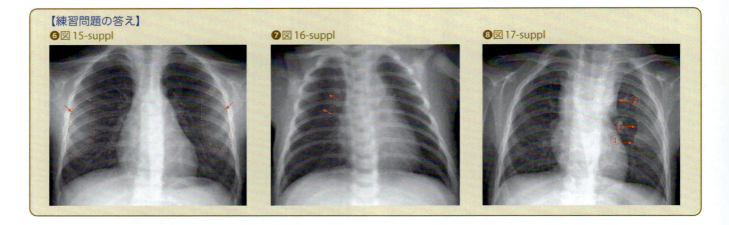

【練習問題の答え】
❻ 図 15-suppl　　❼ 図 16-suppl　　❽ 図 17-suppl

川崎　皮膚であれば，先ほどの両側の肩甲骨の例のように，連続しているのでグラデーションになるはずですね。しかし，この例では辺縁がかなりシャープです。
　それでは別のときの写真も示します。まず3歳のときです（図18）。このときも，1週前から咳や鼻汁が続いていました。多門先生，どうですか。

多門　2歳時と同じように，左の上中肺野の外側に濃度上昇があります。その辺縁は一部がシャープですが，少しぼやけているところもあります。肩甲骨を外してもそこにありますし，多発奇形があるお子さんなので，何か骨の異常を見ているのかと思います。濃度上昇の下端は肋骨に沿い，そこから上に広がっているので，肋骨と関係があるかもしれません。

川崎　もう1枚，1歳時の胸部X線正面写真（図19）はどうでしょう。3日前から発熱，鼻汁，喘鳴があります。

多門　この濃度上昇は肋骨と関係しているように思います。

上原　私もそう思います。どの時点でも肋骨の間に濃度上昇があるのは変わりません。

川崎　そうです。正解は肋骨の奇形です。2つの肋骨の間は，骨化，石灰化しているようです。先天的な奇形なのでしょう。実際にそこを触ると，固いものがあるのがわかります。
　この症例のように，何か変だなと思ったときは，昔撮られた写真をすべて見直してみるのもよい解決法です。

まとめ

川崎　胸部X線写真には，肩甲骨，皮膚の皺や弛みなどの肺外のものも写りますので，それらに惑わされることがあります。惑わされないためには，肺の解剖学的な構造と照らし合わせて考えることが大切です。今日いろいろな画像を見て，いかがでしたか。

上原　肺の中か外かの見方が少しわかったような気がします。

多門　些細なところばかり見ていると本筋のところを見逃しやすいので，まずはメインのところをきちんと押さえた上で，それに合わないものがあったときには何を考えるかということが基本と思いました。

川崎　そのとおりです。結局は，写っている情報はすべて漏らさずに読む，そのときに見慣れない所見があればその理由を考える，こういう習慣を身につけておくことが大事ということです。これからも，何か気になる所見が見つかれば遠慮なく質問してください。もっとも，質問する前にしっかり検討しておかないと，質問を倍返しされるかもしれませんよ。

【関連文献】
・単行本『明解 画像診断の手引き／小児呼吸器領域編／監修：森川昭廣，筆者：川崎一輝，望月博之』（国際医学出版 2006年発行）
・単行本『明解 画像診断の手引き／小児呼吸器領域編2—より実践的に—／筆者：川崎一輝，望月博之』（同上 2011年発行）

（2017年2月初出）

索引 （五十音順に配列）

あ行

アスペルギルス抗原　77, 78
アスペルギルス症　70, 77, 78
　アレルギー気管支肺－　77
　侵襲性肺－　77, 78
　中等度侵襲性肺－　77
　非侵襲性肺アスペルギルス腫・アスペルギローマ　77
アデノイド摘出術　108
アデノウイルス　43, 48, 50, 51
胃食道逆流症（GERD）　5
インフルエンザ菌　6, 8 ～ 10, 18, 20
ウイルス肺炎（ウイルス性肺炎，ウイルスによる肺炎）　6, 55
ウイルス感染（－症）　4, 25, 28, 30, 46, 56, 110
ウロキナーゼ　89
エアトラッピング（air trapping）　3, 6, 34
エアリーク　103
栄養動脈（feeding artery）　60
円形の腫瘤影　71, 73
円形肺炎　30, 31, 34, 36, 62, 68
嚥下障害　16
炎症細胞　49
横隔膜の平低化（横隔膜の平坦化）　3, 6, 45, 47, 48, 51
黄色ブドウ球菌　74, 76, 84

か行

解剖学的構造　110 ～ 112
下気道感染症　4
臥位（撮影）　89, 97, 102, 103, 107, 109, 111
塊状の異常陰影　70 ～ 84
喀血　96, 97
過膨張　2, 5, 6, 34, 47, 50 ～ 54, 79, 80, 96
顆粒状（－の陰影）　44, 50
寛解導入療法　80
間質陰影（間質性陰影）　3 ～ 5, 55, 100
陥没呼吸　78, 80
顔面（の）浮腫　78, 80
気管支陰影の増強　50, 51
気管支炎　2, 4, 5, 7, 13, 26, 49, 52
気管支拡張症　46, 92, 94, 96
気管支拡張症ガイドライン　92
気管支拡張薬　48, 49, 52, 53, 91, 93
気管支径　96
気管支行性　78
気管支周囲陰影　22, 24 ～ 28, 30, 44 ～ 48, 52, 56, 77, 105, 109, 111
気管支喘息　2 ～ 6, 45, 48 ～ 50, 52, 53, 56, 77, 90, 91
気管支肺胞洗浄（BAL）　99
気管支造影　32, 33
気管支動静脈奇形　96, 97
気管支透亮像（→ air branchogram）　19, 92
気管支鏡検査（気管支内視鏡検査）　65, 66, 93
気管支の狭窄　45
気管支の肥厚　12, 47, 48, 55, 56
気管支肺炎　6, 25, 45 ～ 48, 51
気管支閉鎖　30, 32 ～ 34, 36, 38 ～ 40
気管支閉塞　66
気管支壁（の）肥厚　44, 45, 47, 52, 56, 91, 94, 96
気管壁の肥厚　46
気胸　11, 103
奇静脈（－葉）　105, 108, 109

気道異物

気道異物　103
気道過敏性　14
気道感染（－症）　4, 30, 109
気道狭窄　3
気道閉塞　18
球状肺炎（球形肺炎）　31, 62, 72, 74
球状（－の異常陰影）　70 ～ 84
胸腺　11, 50, 52, 81, 82, 107, 111
仰臥位（－撮影）　80, 81, 86
経気管支的感染　49
胸水（－貯留）　8, 13, 55, 73, 74, 76, 79, 81, 89, 97, 104
胸腔ドレーン（胸腔ドレナージ）　87, 89
胸痛　24
胸膜炎　28, 74, 76, 89
胸膜肥厚　72, 73
去痰薬　49, 51, 86, 92, 94
菌血症（bacteremia）　25
区域一致性　13
空洞（－性肺病変）　73 ～ 78, 81
くさび（楔状）形の陰影　70, 76
繰り返す肺炎　30 ～ 46, 60, 61, 64, 92
クレブシエラ　74, 84
経気管支的感染　49
経気管支肺生検（TBLB）　83, 84
痙性咳嗽　11
激症型溶連菌（－感染症）　88 ～ 90
結核　89
結核性胸膜炎　89
血管腫　83
血管輪　2
血球貪食症候群　5
血行性　78
血清抗体価　18
結節影　34, 40
血痰　97 ～ 99
肩甲骨　103, 107, 111, 112
抗ウイルス薬　6
抗菌薬　5 ～ 9, 11, 12, 14, 15, 18 ～ 20, 22 ～ 24, 26 ～ 28, 31, 34, 35,
　　37, 40, 45, 47 ～ 49, 51, 52, 56, 58, 64, 65, 71 ～ 76, 80, 91, 92, 98
抗原検査（抗原チェック）　10, 48, 78
抗真菌薬　78
交通事故　100
抗 PT 抗体　12
抗 FHA 抗体　12
コーン型　50
交通事故　100
誤嚥性肺炎　16
呼気（－時撮影，－相）　19, 30, 31, 34, 37, 58, 68, 111
呼吸器感染症　4, 42
骨化　112
骨髄移植　96
コロナウイルス　48
混合感染（ウイルスと細菌）　10, 46, 48, 51, 52, 56

さ行

坐位　89
細顆粒状陰影　3, 5
細気管支炎　4, 10, 52 ～ 55
細菌感染　18, 26, 28, 48, 51, 73, 76
細菌性肺炎　8, 18 ～ 20, 22 ～ 24, 27, 30, 62, 63, 88

113

サイトメガロウイルス（－肺炎）　5, 6
細粒状陰影　5, 54
索状（陰）影　45～47, 51, 65, 84
左右差　10, 47, 48, 51, 52
サンゴの枝状の陰影　52, 56
事故　16
湿性ラ音　7
実質性（－病変，－陰影）　70, 79, 84
斜位　2, 3, 5, 8, 11, 25, 26, 44, 76, 80, 86, 102, 107, 111
縦隔気腫　103, 109
縦隔腫瘤　82
縦隔偏位　87
重感染（ウイルスと細菌）　46, 48
集団感染　56
受動免疫　88
腫瘍　9, 70
腫瘤（－影，－状陰影，－性病変）　31～33, 71, 73, 76, 77, 80～82
症候性てんかん　96
上／前縦隔腫瘤　81, 82
上大静脈症候群　79, 80
静脈炎　76
小葉性肺炎　6～8
食物アレルギー　48, 49
シルエットアウト　3, 6～8, 10, 13, 44, 47～50, 60, 68
シルエットサイン（－陽性）　13, 23, 30, 38, 48～50, 52, 66～68, 90, 105, 109
心胸郭比（CPR）　82, 105
真菌（－症，－感染症）　77, 78
人工呼吸器管理　96, 97
浸潤影　5～8, 10, 11, 13, 14, 44, 46～48, 52, 54, 56, 73, 82
ステロイド（－薬）　3, 28, 49, 52, 90, 91, 100
すりガラス陰影（－様の陰影，－状の陰影）　5, 47, 55
セールサイン（sail sign）　11
石灰化　112
接触感染　42
腺癌　83, 84
前縦隔腫瘤　80, 82
線状（陰）影　5, 10, 13, 24, 35, 45, 75, 77, 102, 104
喘息　2～6, 45, 48～50, 52, 53, 56, 77, 90, 91
喘息様気管支炎　6, 45
先天性異常（先天的な異常）　14, 16
先天性嚢胞性腺腫様奇形（CCAM）　40, 70
先天性嚢胞性肺疾患　70
喘鳴　2～6, 42, 43, 45, 47～53, 56, 90, 91
線毛機能障害　14
繊毛機能不全症　91
側臥位　9
側副換気（collateral ventilation）　32, 34
側弯　97

た行

体積変化　70
胎便吸引症候群（MAS）　102, 103, 107
大動脈造影（AOG）　32～34, 60
大葉性肺炎　6, 84
痰のドレナージ　8
単房性嚢胞　84
中耳炎　48, 109
中葉症候群　30, 66, 91
中葉舌区症候群　92, 96

超音波検査　106
鎮咳薬　49, 51, 86
滴状心　105
デクビタス（decubitus）撮影　9
転移癌（転移性－）　70, 74
透過性亢進　5, 34, 35, 40, 59
動脈径　96
灯油肺炎　16, 100
尖った横隔膜　106, 109
呑気（aerophagia）　4

な行

涙のしずく（tear drop）　105
二次感染　76
熱性痙攣　23
ネフローゼ症候群　90, 91
粘液栓（mucous plug）　65, 66
膿胸　87～90
脳性麻痺　96
嚢胞（－状陰影，－性病変）　35, 36, 40, 60
嚢胞性線維症（cystic fibrosis）　104, 105
膿瘍　31

は行

肺移植　96
肺炎球菌　18, 25～27, 74
肺炎球菌性肺炎　25
肺過誤腫（hamartoma）　83
肺癌　70, 83
肺気腫様　51, 84
肺気瘤（pneumatocele）　84
肺血管の輪切り　45
肺血栓性肺塞栓症　76
肺動静脈形態異常（AVM）　83
肺動脈造影　32, 33
肺膿瘍　31, 32, 34
肺分画症　14, 15, 40, 60, 61, 70
肺ヘモジデローシス（特発性－，二次性－）　99
肺胞（性）陰影　3, 5, 6, 16, 54, 100
肺胞性肺炎　6
肺門周囲陰影　20
肺葉内肺分画症　15
播種性血管内凝固症候群　86
白血病　78
馬蹄肺　15
斑状（陰）影　5, 10, 13, 24, 49
ヒトメタニューモウイルス（hMPV）
　－感染症　42～56
　－感染症の好発年齢　42
　－感染症の迅速診断キット　42, 56
　－感染症の潜伏期間　42
被曝　3, 9, 58
皮膚の皺　102, 103, 108, 111, 112
飛沫感染　42
びまん性汎細気管支炎　91
百日咳　10～13
　－気管支炎　11
　－ワクチン　12
ビヤ樽状　2, 3, 5, 50, 80, 86
フィブリン　89

索引

副鼻腔炎　90
副鼻腔気管支症候群　91
ブドウ球菌　13
ペア血清測定（東浜株, 山口株）　12
閉塞性細気管支炎（bronchiolitis obliterans）　14, 96

ま行

マイコプラズマ（－感染症）　13, 14, 26, 51, 52, 56, 96
マイコプラズマ肺炎　12〜14, 18〜20, 22〜25, 28, 54, 55, 58
　　　　　　　　64, 92〜94, 96
　－の潜伏期間　23
　－の薬剤耐性　14
　－PA　11, 13, 16, 20, 23, 25, 58
慢性気管支炎　104
慢性副鼻腔炎　91
無気肺（atelectasis）　3, 7, 8, 10〜13, 18, 20, 23, 25, 28, 31, 47,
　　　　　　　　65〜67, 92〜94, 108, 109
無呼吸発作　12
迷入動脈（abberant artery）　61
免疫（－能, －力）　4, 6, 13, 16, 55, 76〜78, 88
免疫抑制（－薬, －療法）　90, 91
網状影　48
モザイク（－状）　5, 97

や行・ら行・わ行

葉間胸水　89
幼稚園　88, 109, 110
容量非増加性　13
溶連菌　88, 89, 91
ライノウイルス　42, 48
ラングフルート（排痰誘発器具）　96
ランゲルハンス細胞組織球症　82
粒状（陰）影　49, 91, 92
リング状の気管支影　52, 56
ローテーション　2, 44, 52
漏斗胸　19, 58, 66〜68, 90
ロタウイルス　94
肋骨横隔膜角 → CP アングル
肋骨の奇形　112
わた飴状（綿飴状, 綿状）陰影　16, 97, 100

欧字検索

abberant artery（迷入動脈）　61
aerophagia（呑気）　4
air bronchogram（気管支透亮像）
　　　　5〜9, 19, 20, 22, 23, 27, 28, 44, 47, 49, 72, 92, 94, 97〜99
air crescent sign　77
air trapping　3, 6, 32, 34
ANCA 関連血管炎　99
AOG → 大動脈造影
aspiration　5
atelectasis → 無気肺
AVM（肺動静脈形態異常）　83
B 群溶連菌感染症（GBS）　110
B 細胞型急性リンパ節白血病　76
β_2 刺激薬　51
bacteremia（菌血症）　25
BAL（気管支肺胞洗浄）　99
BLNAR（β–lactamase 非産生 ampicillin 耐性インフルエンザ菌
　　　14, 15

BO：bronchiolitis obliterans（閉塞性細気管支炎）　14, 96
bronchial mucocele　34, 38, 40
bronchovascular bundle の肥厚　56
butterfly shadow　100
CCAM（先天性嚢胞性腺腫様奇形）　40, 70
coarse crackles　5
coin legion　75
collateral ventilation（側副換気）　32, 34
consolidation　7, 13, 18, 19, 30, 40, 54〜56, 72, 73
cotton candy shadow　16
CP アングル（CP-angle, 肋骨横隔膜角）
　　　　　7〜9, 13, 22, 49, 71, 73, 88, 90, 94
cystic fibrosis（嚢胞性線維症）　104, 105
decubitus 撮影　9
ELISA 法　12
feeding artery（栄養動脈）　60
GBS（B 群溶連菌感染症）　110
GERD（胃食道逆流症）　5
H. influenzae　47, 48
hair line（＝ minor fissure）　20, 27, 28, 104
hamartoma（肺過誤腫）　83
horizontal line　104
IgM 抗体　12, 13
L → R（側面写真）　10
major fissure　64, 104
MAS（胎便吸引症候群）　102, 103, 107
minor fissure（＝hair line）　7, 13, 20, 89, 104
MRSA（メチシリン耐性黄色ブドウ球菌）　14
paraesophageal line　22
pnumatocele（肺気瘤）　84
round pneumonia（円形肺炎, 球形肺炎）　62
RS ウイルス　4, 5, 10, 42, 43, 50〜56, 78
sail sign　11
septic pulmonary emboli（肺血栓性肺塞栓症）　76
shaggy（毛羽立ち）　77
signet ring sign　46
spiculation　83, 84
Streptococcus pyogenes　88
Swyer-James 症候群　14, 28
T 細胞性急性リンパ節白血病　80
TBLB（経気管支肺生検）　83, 84
tear drop（涙のしずく）　105
tram line　47
tree-in-bud appearance　91, 92
vanishing tumor　73
vertical line　104, 108
Waters 法　90

115

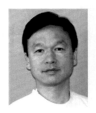

川崎一輝（かわさき かずてる）

【略歴】
1979 年　慶應義塾大学医学部卒業
　　　　　慶應義塾大学医学部小児科，
　　　　　済生会宇都宮病院，立川共済病院，
　　　　　東京都立清瀬小児病院呼吸器科
　　　　　を経て
1998 年　国立小児病院呼吸器科医長
2002 年　国立成育医療研究センター呼吸器科医長
専門：　小児呼吸器疾患全般
　　　　　（2018 年 8 月御逝去）

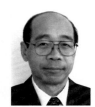

望月博之（もちづき ひろゆき）

【略歴】
1981 年　群馬大学医学部卒業
同　年　群馬大学医学部小児科学教室入局
1989 年　米国カリフォルニア州立大学
　　　　　サンフランシスコ校生理学教室
2000 年　群馬大学医学部小児科学教室講師
2008 年　群馬大学大学院小児科学分野准教授
2009 年　東海大学医学部専門診療学系小児科学教授
専門：　小児アレルギー，呼吸器疾患学

明解 画像診断の手引き
小児呼吸器領域編3
―感染症症例を中心に―

発行日	平成 31 年 3 月 25 日
著　者	川崎一輝・望月博之
発　行	国際医学出版株式会社
	東京都港区赤坂 2-17-60　〒107-0052
	Tel 03-5573-9205　Fax 03-5573-0810
	http://www.imp-kokusaiigaku.com
印刷・製本	株式会社　大成美術印刷所

©2019．国際医学出版　無断転載・複写禁止
ISBN978-4-86102-285-2　C3047
定価：本体 3,000 円＋税